科普总动员

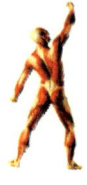器官构成人体,人体承载生命。让我们一起来感受奥妙无穷的人体奥秘吧!

编著：张志伟

奥妙无穷的
人体秘密

山西出版传媒集团
山西经济出版社

图书在版编目（CIP）数据

奥妙无穷的人体秘密 / 张志伟编著. — 太原：山西经济出版社，2017.1
　　ISBN 978-7-5577-0114-7

　　Ⅰ.①奥… Ⅱ.①张… Ⅲ.①人体—普及读物 Ⅳ.①R32-49

中国版本图书馆CIP数据核字（2017）第000845号

奥妙无穷的人体秘密
AOMIAOWUQIONG DE RENTI MIMI

编　　著：	张志伟
出版策划：	吕应征
责任编辑：	吴　迪
装帧设计：	蔚蓝风行
出 版 者：	山西出版传媒集团·山西经济出版社
社　　址：	太原市建设南路21号
邮　　编：	030012
电　　话：	0351-4922133（发行中心）
	0351-4922085（总编室）
E-mail：	scb@sxjjcb.com（市场部）
	zbs@sxjjcb.com（总编室）
网　　址：	www.sxjjcb.com
经 销 者：	山西出版传媒集团·山西经济出版社
承 印 者：	北京荣华世纪印刷有限公司
开　　本：	787mm×1092mm　1/16
印　　张：	10
字　　数：	150千字
版　　次：	2017年1月　第1版
印　　次：	2017年1月　第1次印刷
书　　号：	ISBN 978-7-5577-0114-7
定　　价：	29.80元

前言 ■奥妙无穷的人体秘密

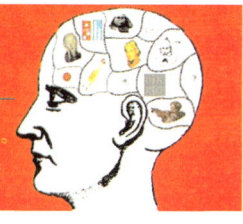

辽阔无垠的山川大地，苍茫无际的宇宙星空，人类生活在一个充满神奇变化的大千世界中。异彩纷呈的自然科学现象，古往今来曾引发无数人的惊诧和探索，它们不仅是科学家研究的课题，更是青少年渴望了解的知识。通过了解这些知识，可开阔视野，激发探索自然科学的兴趣。

本书介绍了人体的相关知识。分"窥视人体内部""修补人体技术""人体学科猜想"三个篇章，帮助您全面了解身体的各部分器官，并把鲜为人知的人体奥秘呈现给读者。全书图文并茂、通俗易懂，并以简洁、鲜明、风趣的标题引发青少年的阅读兴趣。

人类至今在地球上生活了500多万年，是地球上最智慧的生物，这种智慧连同人类与生俱来的好奇心，让我们得以成为生物界中唯一了解自己身体构造的生物。而人类的身体是自然界最伟大的创造之一，它就像一台复杂而神奇的机器，各个系统日夜不停地工作，维持着人的生命、感情和思维。本书第一章节以简明流畅、通俗易懂的语言，系统地介绍了生命的起源、遗传的秘密、人种的分类、人体细胞与组织、大脑、血液循环、感觉器官、神经系统、运动系统等人体基本知识，以及双胞是如何产生的，每个人的性格为何千差万别，梦的益处，笑、眼泪、记忆的奥秘，旨在引导青少年朋友全面系统地了解人体构造及内部运作原理。

了解了人的身体构造之后，书中第二章节介绍了对人类产生重大影响的一些发明。眼镜的发明对于矫正视力和保护眼睛有重大影响，并且随着人类文化、生活水平的提高，视力保健工作的开展，将在人们生活领域中发挥更重要的作用；体温计的发明为病人检查体温、观察其变化、诊断疾病、做好预防工作有重要意义；听诊器在检查、诊断各种类型的心脏病时不可或缺；电子显微镜的诞生为人类揭开了五光十色的微观世界的奥秘；超声波技术使疾病的诊断准确率大大提高；CT机的出现使传统的X射线诊断技术进入计算机处理、电视图像显示的新时代；人造器官的问世解决了人体器官捐献者太少的难题；试管婴儿的诞生对人类的进化产生深远影响……这些发明为人类的健康、疾病预防做出了巨大贡献，也从另一个侧面使人更正确深入地认识人体，从而改善生活方式，健康生活。

人类凭借独有的智慧，一步一步发展进化到今天。曾经有过的幻想变成现实，或者正在变成现实。那么，未来的人类是什么样子？未来人类的生活又将会发生怎样的变化呢？迅猛发展的科学技术告诉我们，未来人类及其生活将会出现令人难以置信的巨变。加拿大的人类学家从进化角度推论，人类的智力水平越来越高，科技的发达使肢体萎缩，未来人将是"恐龙人"，模样是大脑袋、大眼睛，四肢则细长纤小；未来"人造脑"的问世使我们可以随意删除、储存记忆，甚至能将科学伟人的记忆有选择地移植于后人；"人造肉"的发明可从根本上杜绝病毒感染，又可控制过量营养的吸收，减少饲养家禽带来的污染……本书将在第三章节针对这些内容为读者做详尽介绍。

目录 ■奥妙无穷的人体秘密

第 1 章 窥视人体内部

生命的起源	2
遗传的秘密	5
人种与肤色	8
神奇的人体比例	10
人体生物钟	13
身高的奥秘	16
人类与色彩	19
双胞胎产生的原因	22
毛发里贮藏的信息	25
千差万别的性格	28
笑的秘密	31
眼泪的奥妙	34
记忆揭秘	37
左撇子的新发现	40
人体离不开微生物	43
梦的益处	46
细胞的发现	49
病毒的发现	53
染色体的发现	56
血液循环的发现	59
蛋白质的发现	62
维生素的发现	65
激素的发现	68
酶的发现	71
高度发达的人脑	74
奇妙的灵感	77
嗅觉的研究与利用	79
思维的奥秘	82
会"说话"的眼睛	85
"欺骗"味蕾	88
人类健康需要脂肪	91
吃掉运动疲劳	94

第 2 章 修补人体技术

眼镜的发明	98
体温计的发明	101
听诊器的发明	104
血压计的发明	107
电子显微镜的诞生	110
心肺机的发明	113
心脏起搏器的发明	116
超声诊断技术的发展	119
CT机的诞生	122

内窥镜的发明与应用	125	未来人的模样	139
人造器官的诞生	128	记忆移植	142
试管婴儿的诞生	132	发酵工程与人造肉	145
		克隆技术引发的争议	147

第 3 章 人体学科猜想

人类体能极限　　　　　　136

窥视人体内部

□奥妙无穷的人体秘密

第 1 章

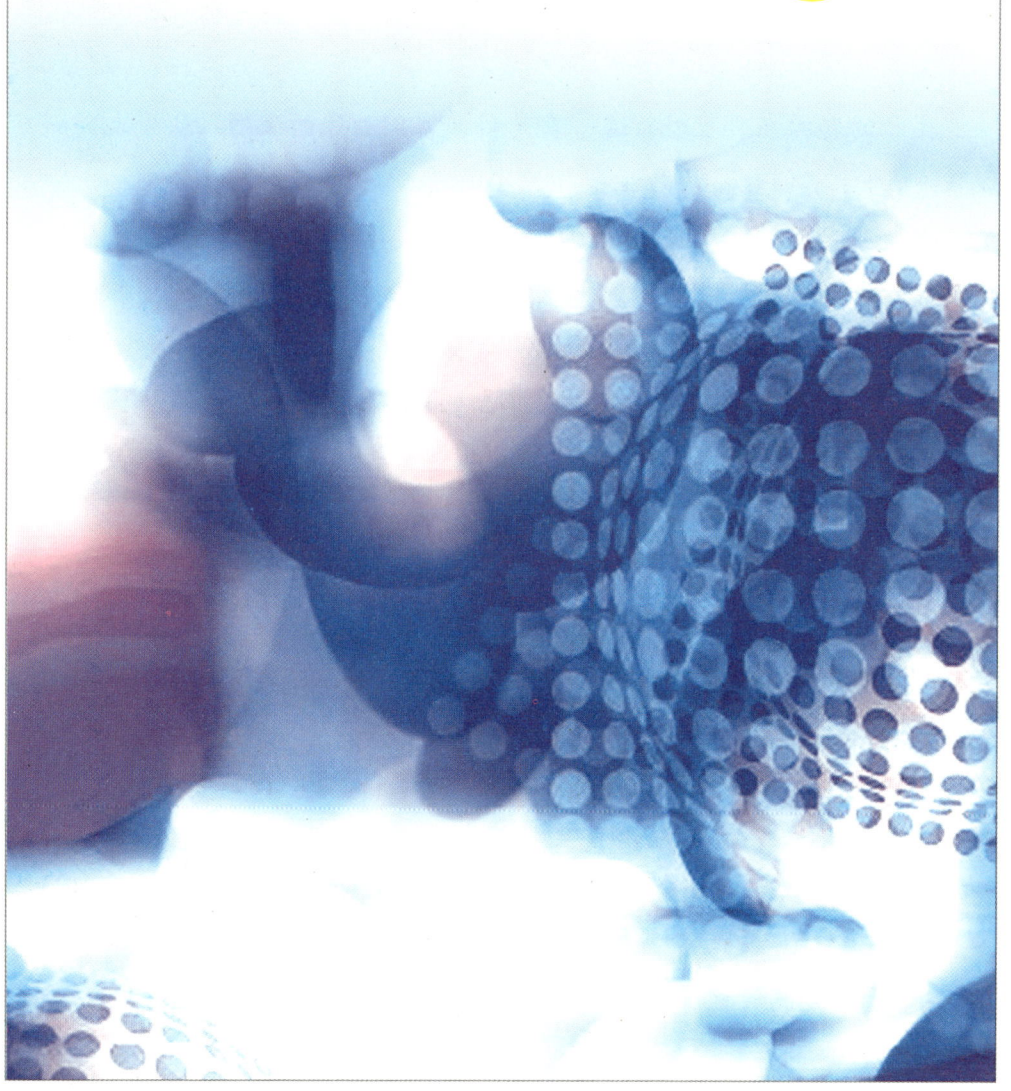

生命的起源

科普档案 ●名称：生命 ●进化过程：单细胞藻类→鱼类→两栖动物→爬行动物→哺乳动物

生命的起源一直是科学家们关注的课题。从现在的研究成果看，科学家们普遍认为生命起源于海洋。因为水是生命活动的重要成分，海水的庇护能有效防止紫外线对生命的杀伤。

生命的起源在哪里呢？这一直是科学家们关注的课题。从现在的研究成果看，科学家们普遍认为生命起源于海洋。

水是生命活动的重要成分，海水的庇护能有效防止紫外线对生命的杀伤。大约在45亿年前，地球就形成了。大约在38亿年前，当地球的陆地还是一片荒芜时，在咆哮的海洋中就开始孕育了生命——最原始的细胞，其结构和细菌很相似。大约经过了1亿年的进化，海洋中原始细胞逐渐演变为原始的单细胞藻类，这大概是最原始的生命。由于原始藻类的繁殖，并进行光合作用，产生了氧气和二氧化碳，为生命的进化准备了条件。这种原始的单细胞藻类又经历亿万年的进化，产生了原始水母、海绵、三叶虫、鹦鹉螺、蛤类、珊瑚等，海洋中的鱼类大约是在4亿年前出现的。

由于月球吸引力的作用，引起海洋潮汐现象。涨潮时，海水拍击海岸；退潮时，把大片浅滩暴露在阳光下。原先栖息在海洋中的某些生物，在海陆交界的潮间带经受了锻炼，同时，臭氧层的形成，可以防止紫外线的伤害，使海洋生物登陆成为可能，有些生物就在陆地生存下来。首先是植物，接着是动物。几千万年以后，许多古代的两栖动物都灭绝了，只在地球的温带留下了它们的后裔，主要是青蛙之类的动物。这时，自然选择再次制造了奇迹：一些两栖动物可以体内受精。生下的卵外面包有一层皮质硬壳，不受干旱和来自陆地的各种危险的影响，并且它们还可以离开水生殖。这些两栖动物最后进化为爬行动物,从爬行类动物出现并逐渐开始在陆地上横行霸道应当是1亿~2亿年前的事情了。那时候,地球气候温暖如春,遍地都是茂密的森林,给爬行动物提供了异常丰富的食物源。因此,它们逐渐繁盛起来,种类也越来越多:有的长了长腿,喜欢在陆地上奔跑;有的则完全失去了双腿,长得像蛇一样;有的腿又变成了像鱼类一样的鳍状肢,重新回到水里;有的长起了翅膀,向天空中飞去……最为突出的一类分化为鳄鱼和恐龙。恐龙后来成为侏罗纪世界的统治者。

6000万年前,不知什么原因,恐龙从地球上神秘地消失了。此后,一些身体小的爬行动物进化成为现在的蛇、蜥蜴和乌龟之类,而另一类小型的恐龙则进化为鸟类的祖先——始祖鸟。

在恐龙还是地球霸主的时代里,有一些从最初的爬行动物发展来的小动物就开始活跃起来。与爬行动物相比,它们有两个显著的差异:一是它们遍身长毛,二是它们的血温恒热。而此前,大多数脊椎动物的血液都不能保持一定的温度。爬行动物的全盛期过后,这些新兴的动物似乎表现出了对地球环境更为强大的适应力,因而也得到了很大的发展,它们后来成为最古老的哺乳类动物。

在此后的3000万年间,像爬行动物当初发展的轨道一样,哺乳动物经历了一个迅速发展的繁荣期。今天众多的各类哺乳动物都是从早期的原始动物进化而来的。

原始哺乳动物中有一种吃水果、昆虫、栖居树上的小动物

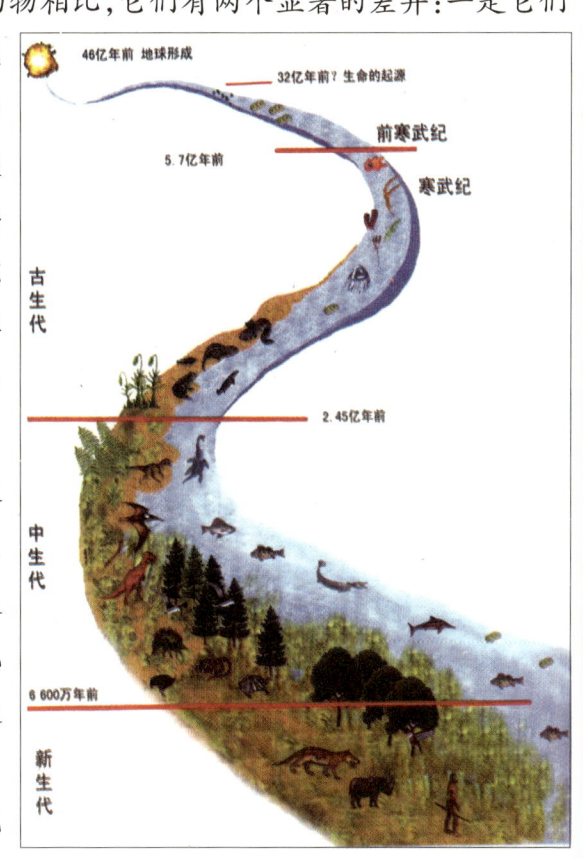
生物进化历程

成为灵长目动物的直接祖先,从它们的各种身体特征来看,它们应当是现代狐猴的祖先。科学家们在美国怀俄明州发现了生活在5800万年前的古狐猴的化石。它们的一些后代进而演变成现代猿,如大猩猩、长臂猿及黑猩猩。同时,另有少数的古狐猴从树上跳了下来到地面搜寻食物,并慢慢地站立起来,发现并学会了使用火。

在距今800万年前,地球上出现了人类的祖先——古猿,继后又出现了南猿和猿人。这些人类的远古祖先,为了生存下来,不间断地向自然界索取食物,从采集野果到捕捉小虫,从野外打猎到驯养动物,经过不断的劳动,使脑和肌肉更加发达与健全。在这条进化大道上,它们慢慢地向人类演变着,把生命之旅带进了人类文明的新纪元。

当生命日历翻到了新生代第四纪——距今250万年前的时候,原始人类出现了,喜怒交加、爱恨交织、血腥仇杀、和平发展的人类文明史终于揭开了序幕。

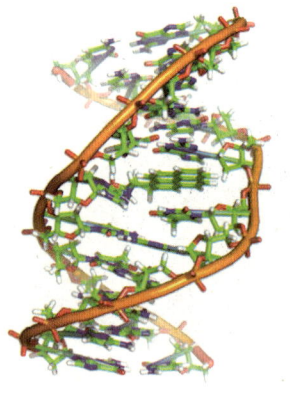

知识链接

生物进化的比喻

生物的进化历经了数十亿年。如果我们把地球形成至今的整个历史用一年12个月来比喻,那么地球形成的日期算做1月1日,地壳约形成于2月份,最早的生物体大约出现于4月份,恐龙类生物的全盛时期就到了12月中旬,从类人猿进化成人类,只有两小时的历史——发生在12月31日晚上10点钟左右。从古人到现代人类,在这一比喻中,目前才生存了5分钟。

遗传的秘密

科普档案 ●名称:遗传　　●基本解释:经由基因的传递,使后代获得亲代的特征

> 俗话说"种瓜得瓜,种豆得豆,撒什么种子结什么果",这是种子的繁衍,而人类也是一样。父母和子女之间,不论在外貌和性格上,都有相似之处。这种父母能将自己的基因传给子代的现象,就叫遗传。

俗话说"种瓜得瓜,种豆得豆,撒什么种子结什么果",这是种子的繁衍。而人类也是一样,父母和子女之间,不论在外貌和性格上,都有相似之处。这种父母能将自己的基因传给子代的现象,就叫遗传。

人类虽然在地球上繁衍生息了200多万年,但对后代为什么既像爸爸又像妈妈这样的问题,直到几十年前才搞明白。人们一度认为,生命是从一个微型人开始的,卵细胞或精子里包含着生命的所有基因信息,不过是很小很小而已,以后慢慢在母体中长大。现代科学已经充分证明,关于微型人的说法是不正确的。

卵细胞或精细胞都属于生殖细胞,卵细胞携带着从母体来的遗传信息,而精子则携带着由父方来的遗传信息。人的染色体有23对,但在精细胞和卵细胞里,都是23条,因此它们被称为单倍体,它们的遗传物质只是父母双方遗传物质

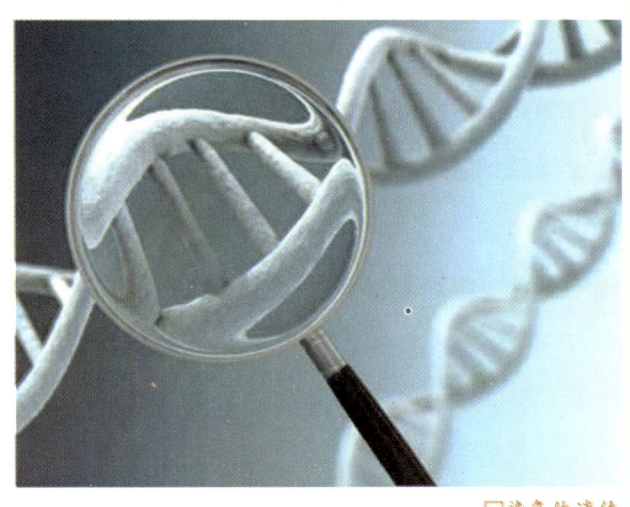
□染色体遗传

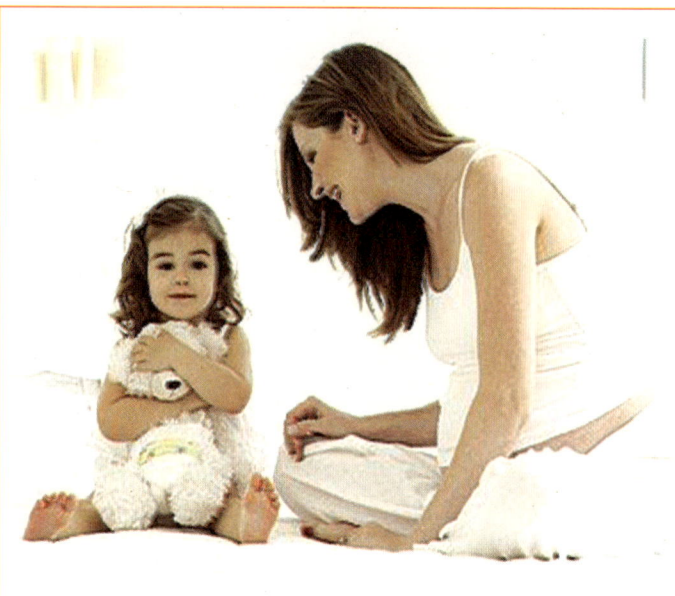
孩子出生后的性状近似双亲

的一半。当精细胞和卵细胞"喜结良缘"后，便合而为一，形成受精卵。在受精卵里，染色体有23对。从形成受精卵那一刻起，一个生命便形成了。

受精卵细胞分裂一次，变成两个细胞，两个细胞再分裂一次，就成为四个细胞，细胞每分裂一次，染色体上的DNA复制一次。复制是严格遵循碱基配对原则的，因此每个细胞的遗传物质和受精卵是完全一致的。细胞就这样一再地分裂下去，到一定时候，细胞不再分裂，而开始分化成为特定的细胞，然后形成具有特定功能的各种组织和器官，如肌肉、神经、骨骼等。就这样，一个受精卵经过33次分裂后，一个完整的人成型了，他或她有一个头，头上有一双眼睛、两只耳朵、一个鼻子、一个嘴巴……

小孩出生以后，观其头发的颜色、密度、质地，眼睛的大小、颜色、眼皮的单双等，就会发现，这些性状每个人是有区别的，而每个人又近似于其双亲。其原因就是由于他（她）是从受精卵发育来的，而受精卵的基因又是由父母双方提供的。

性状是由基因决定的，每一个性状至少由一对等位基因控制。一对等位基因中，一个来自父亲，一个来自母亲，它们俩"较量"的结果，当然是"显性"者为"王"，控制了后代的性状；"隐性"者为"寇"，乖乖地过起了"隐身"生活。如果一对等位基因都是隐性的，当然就显示出隐性性状。科学家们经过调查研究发现，在智力和身高等性状方面，来自母亲的基因更胜一筹；而在长相和性格等性状方面，来自父亲的基因则容易占上风。现在，你搞清楚为什么自己既像爸爸又像妈妈了吧！你可能马上会问：为什么亲兄弟姐妹不完全一样呢？其中的道理非常复杂，有些甚至还没有搞清楚，但有一个解释可能会帮助你理解这个问题：有些基因在染色体上的位置不是固定不变的，它们非常活泼，可以在同一染色体上跳来跳去，也可以在染色体之间跳来跳去，这种基因是由美国女科学家麦克林托克发现的，被叫作"转座子"。

转座子的存在，使来自父母双方的基因组合出现新花样，表现为兄弟姐妹之间长相上的差异，就是自然而然的了。

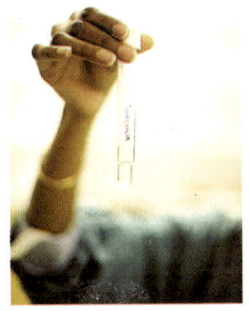

知识链接

遗　传

遗传保证了物种的延续，而这种延续又不是简单的复制，这种生物个体之间的不一致性或人类子代与亲代，子代与子代之间的个体差异称为变异。人类的许多变异属于正常生理范围，如高矮、胖瘦、血型等。有些变异可能引起不同的病理过程而表现为遗传性疾病。

人种与肤色

科普档案 ●名称：人种　　●分类：尼格罗人种、蒙古人种、马来人种、美洲人种、高加索人种

> 黑、黄、白是人体的三原色。然而经过若干万年的演化，如今却辐射出了五彩缤纷的光芒。科学调查证实，今天的地球上已有不同人种60类。

黑、黄、白是人体的三原色。然而经过若干万年的演化，如今却辐射出了五彩缤纷的光芒。科学调查证实，今天的地球上已有不同人种60类。

最早对人种进行科学划分的是18世纪的瑞典生物学家林耐，他依据肤色的不同将世界人类划为欧洲白色人种、非洲黑色人种、亚洲黄色人种以及美洲红色人种四大类。林耐的划分办法，特别是对人猿系统位置的划分、人种的划分，是十分科学的，至今仍被沿用。但他的四大人种的地理区划，却在日后的应用中显得不够完善和准确，因为各大洲的地理区划和人种肤色的分布并不一致。例如，亚洲人的肤色并不都是黄色，非洲人的肤色也并不都是黑色，白色人种的分布也并不局限在欧洲。

要精确划分人种的肤色，就必须弄清肤色形成的规律，揭开肤色产生的奥秘。一个人的肤色，与多种因素有关，如毛细血管的分布、血液流量等，但最主要的是决定于皮肤内的色素物质。它位于人体表皮基部的色素细胞上，在显微镜下观察，色素是一些细小的褐色颗粒。色素分布越多越密，则人体肤色就会越深越重；相反色素分布越少越稀，则人体

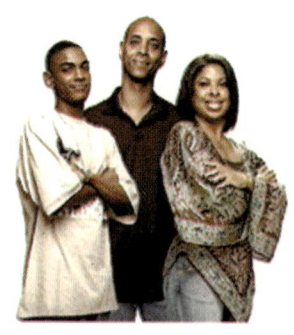
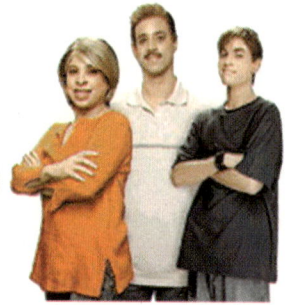

□ 人种与肤色

肤色就会越白越淡。据统计,不同肤色人种的色素细胞量是不同的,在每1平方毫米内,白色人种的色素细胞约在1000个以下,黄色人种则在1300个左右,而黑色人种则超过了1400个。

人体肤色的变化,决定于皮肤内部色素量的变化,而色素量的变化,又是对外界光照强烈程度长期适应的结果。可以说人体肤色是自然界在人体上打下的烙印。地球上不同人种肤色的分布,人体色素深浅变化的趋势,基本是与阳光辐射强弱程度相对应的。色素多、肤色深的人多集中在阳光充足的地球赤道附近。随着地球纬度的推移,离赤道越远,阳光越弱,则人体的肤色也就越浅越淡。在亚洲,南亚人的肤色比北亚人的肤色要深;在欧洲也是这样,南欧人的肤色比北欧人的肤色也要深。人种肤色随环境而变化的事实,冲破了林耐按各大洲区划分人种肤色。1775年,即在林耐提出人种划分之后的40年,德国一位自然人类学家布鲁门巴哈又公布了一个新的人种划分方案。布氏把世界人种分为五大人种,即尼格罗人种、蒙古人种、马来人种、美洲人种和高加索人种。

显然布鲁门巴哈的人种划分,比起林耐的四大人种划分有了很大进步。但在布鲁门巴哈之后,人们为了准确划分人种,在肤色之外又增加了头型、鼻型、眼色、发型、发色以及血型等方面的人种划分。在长期的人种划分实践中,人们感到:人类最大的特点便是不断流动,并在流动中产生了人种特性的分化,但也产生了人种特征的不断融合。因此,仍然难以找到一个完全适用的有效的人种划分方案。

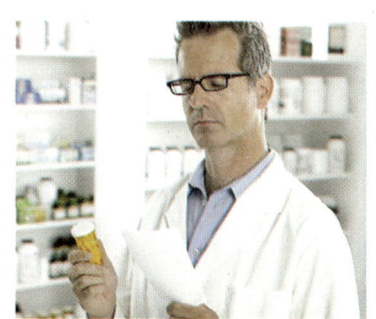

知识链接

酪氨酶

色素的形成主要是与一种蛋白类的酶有关,这种酶称作酪氨酶,在它的作用下,可使细胞内的酪氨酸转化为色素构成物。如果缺少了这种酶,就会使色素细胞失去功能,不能产生色素物质。白化病病人就是由于色素先天缺失,皮肤及毛发的颜色均呈白色,眼睛由于没有色素覆盖,呈现红色。

神奇的人体比例

科普档案 ●名称：人体测量　　●测量内容：头颅的长与宽之比，上臂和下臂的比例等

人体各个部位和器官之间客观地存在着一定的比例关系。画家或雕塑艺术家可以按照这种比例关系绘画或雕塑出十分美观的逼真人像。人体测量学就是这样一个用测量和观察的方法来描述人类的体质特征状况的学科。

人类开始对人体尺寸感兴趣并发现人体各部分相互之关系的历史非常久远。古埃及在公元前3500~公元前2200年，就有类似人体测量的方法存在，并提出人体可分为19个部位。中国两千多年前的《黄帝内经》对人体测量也有较详细而科学的阐述。

公元1世纪，古罗马御用建筑师马可·维特鲁威首次提出了把人体的自然比例应用到建筑的丈量上，并总结出了人体结构的比例规律。他发现：人体基本上以肚脐为中心；一个男人挺直身体、两手侧向平伸的长度恰好就是其高度，双足和双手的指尖正好在以肚脐为中心的圆周上。

1490年，意大利艺术家、科学家达·芬奇为了获得真实、系统的人体解剖学资料，不顾教会的反对与制止，冒着受迫害的威胁解剖了30多具尸体，前后绘制出将近1000幅解剖图，对人体各个年龄、各个局部结构作了极为真实细致的描述。在长期的绘画实践和研究中，达·芬奇发现并提出了一些重要的人体绘画规律：标准人体的比例为头是身高的1/8，肩宽是身高的1/4，平伸两臂的宽度等于身长，两腋的宽度与臀部宽度相等，乳房与肩胛下角在同一水平上，大腿正面厚度等于脸的厚度，跪下的高度减少1/4。达·芬奇认为，人体凡符合上述比例就是美的。

继维特鲁威、达·芬奇等人之后，又有许多的哲学家、数学家、艺术家对人体尺寸的研究断断续续。他们大多是从美学的角度研究人体比例关系，

从而积累了大量研究成果。1870年,比利时数学家奎特里特出版了《人体测量学》一书,这标志着人体测量学这门学科的创立。

随着人体研究的不断深入,人们发现,对称也是人体美的一个重要因素。人体的形体构造和布局,在外部形态上都是左右对称的。比如面部,以鼻梁为中线,眉、眼、颧、耳都是左右各一,两侧的嘴角和牙齿也都是

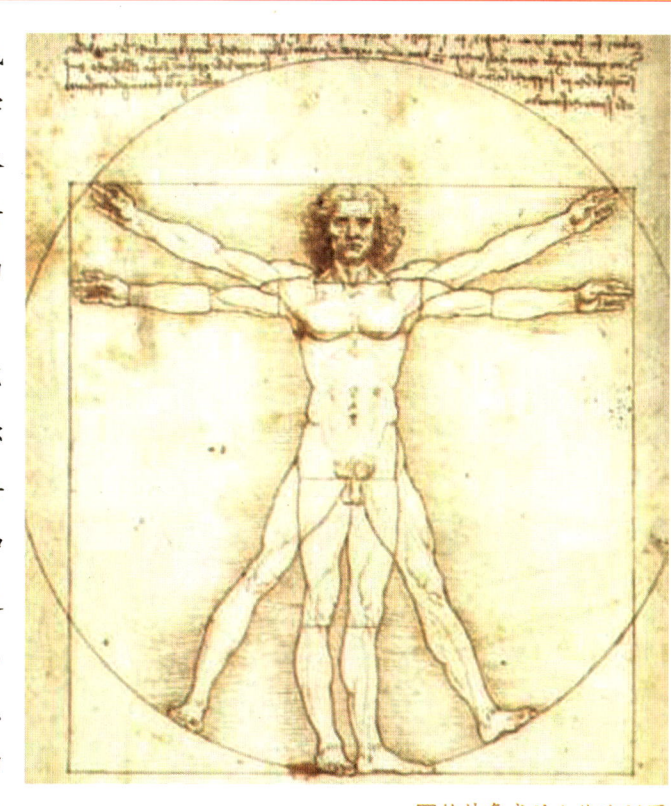

□维特鲁威的人体比例图

对称的。身体前以胸骨、背以脊柱为中线,左右乳房、肩及四肢均属对称。倘若这种对称受到破坏,就不能给人以美感。但是,对称也是相对的,而不可能是绝对的。人体各部分假如真的绝对对称,那反而会失去生动的美感。比如,大部分人的额部,左侧比右侧稍大一些,所以右面颊略微向前突出。有些人的眼睛,一只大,一只小;一边高,一边低;一只双眼皮,一只单眼皮。有的人眉毛一高一低,耳朵一大一小。大部分人的右手比左手长;在长度、重量和体积等方面,右腿也超过了左腿。怪不得蒙上眼睛在平地自然行走,过一段时间就会向左弯过去。当你穿着新买的鞋子走路时,往往感到一只鞋子合脚,另一只却并不那么舒服。原来,人的双脚一大一小,也不对称。

关于人体美的规律最伟大的发现,是关于人体"黄金分割定律"。所谓黄金分割定律,是指把一定长度的线条或物体分为两部分,其中一部分对于全体之比等于其余一部分对这部分之比。这个比值是0.618:1。据研究,就人体结构的整体而言,每个部位的分割无一不是遵循黄金分割定律的。如肚脐,

这是身体上、下部位的黄金分割点：肚脐以上的身体长度与肚脐以下的比值是 0.618:1。人体的局部也有 3 个黄金分割点。一是喉结，它所分割的咽喉至头顶与咽喉至肚脐的距离比也为 0.618:1；二是肘关节，它到肩关节与它到中指尖之比还是 0.618:1；此外，手的中指长度与手掌长度之比，手掌的宽度与手掌的长度之比，也是 0.618:1。牙齿的冠长与冠宽的比值也与黄金分割的比值十分接近。因此，有人提出，如人体符合以上比值，就算得上一个标准的美男子或美女。

正因为黄金分割如此神奇，并在人体中表现得如此充分，因此有人把它视为人体的审美尺度。而这种科学的奥妙竟然能在人体中得到最完美的表达，这不能不说是神奇大自然的造化。

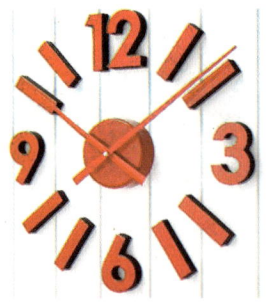

知识链接

最科学的作息时间

按照黄金分割定律来安排作息时间，即每天活动 15 小时，睡眠 9 小时，是最科学的生活方式。9 小时的睡眠既有利于机体细胞、组织、器官的活动，又有利于机体各系统的协调，从而有利于机体的新陈代谢，恢复体力和精力。

人体生物钟

科普档案 ●名称：人体生物钟 ●基本解释：生命随昼夜交替、四时更迭的周期性运动

20世纪初，德国内科医生威尔赫姆·弗里斯和奥地利心理学家斯瓦波达，这两位素不相识的科学家，各自通过长期的观察、研究，最早提出了"人体生物钟"理论。

通常，人们总是按照一定的作息时间安排日常生活，如起床、吃饭、工作、学习、休闲、娱乐、睡觉等，一切都按时进行。这样，人们就能够在一天之中做到晚上睡眠充足，白天头脑清醒，工作学习精力充沛，休闲娱乐放松身心，这就是人们常说的生活很有规律。那么，若是打破生活规律会怎么样呢？很多经历过乘飞机环球飞行的人都有这样的体会，由于东西方国家的时差较大，这里的白天常常是那里的晚上，到了以后使人很不适应，"晚上"睡不着，"白天"又没有精神，需好多天才能把时差调整过来。工厂里的工作很多都是轮班制，"三班制"的频繁换班对工人的生活规律也有很大影响，容易造成白天休息时睡不着，而夜晚上班时打瞌睡等种种不适。人为什么顺应生活规律就感到很舒适，而打破生活规律人就会产生不适的感觉呢？人们百思不得其解，长期只知其然，而不知其所以然。

到20世纪初，德国内科医生威尔赫姆·弗里斯和奥地利心理

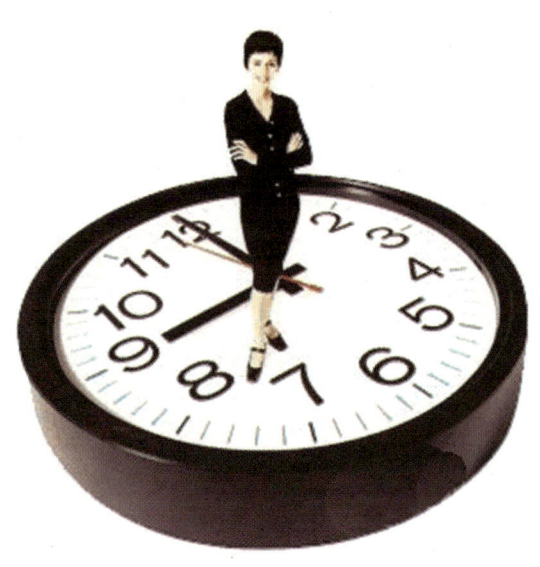

□人体生物钟

学家斯瓦波达，这两位素不相识的科学家，各自通过长期的观察、研究，最早提出了人体生物钟理论。他们用统计学的方法对观察到的大量事实进行分析后惊奇地发现：人的体力存在着一个从出生之日算起以23天为一周期的"体力盛衰周期"；人的感情和精神状况则存在着一个从出生之日算起以28天为一周期的"情绪波动周期"；20年后，奥地利的阿尔弗雷德特尔切尔教授发现了人的智力存在着一个从出生之日算起以33天为一个周期的"智力强弱周期"。他们的发现揭开了人的体力、情绪和智力存在着周期性变化的秘密。后来，人们把这三位科学家发现的三个生物节奏总结为"人体生物三节律"，因为这三个节律像钟表一样循环往复，又被人们称作人体"生物钟"。

在人体生物钟中，智力钟影响着人们的记忆力、敏捷性以及对事物的接受能力、逻辑思维和分析能力等；体力钟影响着人们的体力状况，包括对疾病的抵抗能力、肌肉收缩能力、身体各部分的协调能力、动作速度、生理变化适应能力，以及其他一些基本的身体功能和健康状况等；情绪钟影响着人们的创造力，对事物的敏感性和理解力，情感与精神及心理方面的一些机能等。

那么生物钟藏在人体内的什么地方？它是怎样让人的各种生理活动服从自然时间周期的指挥的呢？对此，科学家做了大量的研究工作，并创立了一门研究生物与时间关系的新学科——时间生物学。

科学家认为，人体内的生物钟大概存在于脑部的某些神经细胞中，并由细胞中的遗传物质——基因控制着。而这种"分管"生物钟的基因又是在长期的生物进化中形成的，是生物为了生存发展的需要而对自然规律的一种适应。人们研究生物钟的这些奥秘，了解生物体内存在的各种生理时间规律，目的就是想利用这些规律来为人类自身服务，提高人类驾驭大自然的能力。

据科学家研究发现，大多数人在上午到中午1点这段时间内头脑敏捷程度最高；中午1点左右人的精力开始下降；下午到晚上这段时间人的运动耐力最强、反应速度最快、双手最灵活。因此，他们认为，上午的时间适宜于工作和学习,午后应适当午休一下,而体育比赛则放在下午和晚上进行较好。科学家还发现,在医疗方面,药物对疾病的疗效也和生物钟有很大关系,每一种药物都有它的最佳使用时间。例如,治疗心脏病的药物洋地黄在凌晨4点服用,比白天服用的效果好40倍;治疗糖尿病的胰岛素,夜间注射的效果比白天注射的效果好。

生物钟既能帮助人们同自然界的时间周期同步,又能协调机体内的各种生理功能。顺应生物钟的时间节奏,对人们的社会生活和身体健康都有极大的好处。那么,生物钟可不可以像时钟一样随意拨动呢?譬如让四季鲜花同时开放,这种技术在今天已不是什么难事,因为人们已可以"拨动"各种开花植物的生物钟了。具体操作方法是用人工方法调节植物的光照时间和温度,满足各种植物开花所需要的环境条件,就可以使四季鲜花在同一季节内开放。同样,采用人工控制光照周期,还可以培育出四季蔬菜。人体内生物钟也可以"拨动"。美国科学家通过试验证明,只要对人体进行不同的灯光照射,就可以把生物钟调整到不同的时间位置上。用这种方法帮助那些上轮班和跨时区的人员,就可以使他们很快适应新的作息时间。

生物钟的研究前景非常诱人,把握住人体的生物时钟,就可大大提高生活质量,而生物钟的奥秘被人们掌握了,人们就可以在社会生活中广泛地运用它,让生物钟造福于人类。

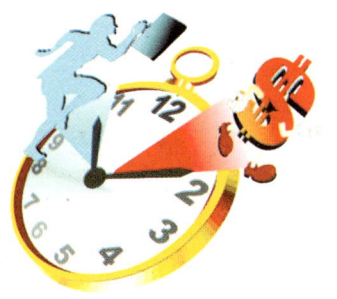

知识链接

生物钟

科学家研究发现,生物钟既是人体的生命时钟,又是人体的衰老时钟。这是因为人体内存在松果体,具有分泌褪黑素的功能。而生物钟要依靠褪黑素的密码来指挥机体各个系统逐渐进入衰老过程,所以当褪黑素分泌紊乱时,就会导致生物钟紊乱,于是人体器官随之衰老。

身高的奥秘

科普档案 ●**名称**:脑垂体　　●**作用**:分泌、贮藏激素,对代谢、生长、发育和生殖有重要作用

身高作为人体美的一个方面,与体型肥瘦一样,已成为人们关注的一个热点。经过长期曲折的探索、大量的科学试验,1971年美国加州大学化学家李科豪指出,人体骨骼生长发育的关键在于脑垂体生长素分泌的多少。

　　身高作为人体美的一个方面,与体型肥瘦一样,早已成为人们关注的一个热点。是什么因素决定了人的身高呢?经过长期曲折的探索、大量的科学试验,1971年美国加州大学化学家李科豪《关于人体成长的分子研究》一文中指出,人体骨骼生长发育的关键在于脑垂体生长素分泌的多少。1975年,美国人类骨骼研究学会《十年骨骼跟踪报告》也证明了这一结论的正确性。

　　脑垂体位于脑的底部,大小像豌豆,重量仅0.5克,但它是内分泌腺的枢纽,能分泌多种激素,调节人体的新陈代谢和生长发育。垂体分泌的生长激素能刺激人体细胞的分裂。当它作用于骨组织时,可以刺激骨骼生长板中软骨细胞的生长,形成骺关节面骨长度的增长。研究发现,人体生长激素在夜间深睡眠的时候分泌最旺盛,是白天的十几倍,所以青少年缺乏睡眠会阻碍生长激素的分泌,影响身高。如果幼年时期生长激素分泌不足,则生长迟缓,身材矮小,有的到了成年后身高仅70厘米,这叫侏儒症;而幼年生长激素分泌过多,则过分生长,到了成年后,有的身高可达2.6米以上,这叫巨人症;如果成年人生长激素分泌过多,由于长骨的骨骼已经愈合,身高不能再增长,而使短骨过分生长,形成手大、指粗、鼻高、下颌突出等现象,叫作肢端肥大症。

　　相对来说,男人的平均身高总是比女人高。这是为什么呢?国外医学家

专门抽样挑选了一些正常发育、具有典型身材的男女进行了重点测量,发现同龄男女上肢的长短相差不那么显著,而下肢长短的差异却非常明显。因而科学家们指出,下肢骨骼的发育是男、女身高差异的重要因素所在。有人为此进一步研究了男、女性成熟前后骨骼发育的特征,终于揭开了男人比女人高的奥秘:男女自出生至青春期之前,骨骼的发育呈波浪式的增长,每年增高3~7厘米,身高没有多大的差别。到了青春期时,女孩骨骼发育很快,到了初中阶段,少女身高则可超出男孩,待长到18岁左右,发育阶段趋于尾声,下肢骨骼不再增长了,身高也随之"稳定"下来。男孩的青春期开始较晚,结束也相对较迟。况且,青春期结束之后,下肢骨骼仍会继续生长下去,一般要延续到23岁时才会逐渐终止。由此看来,由于男子青春期的持续时间超出女子5年左右,所以说在总体上男人普遍高于女人。

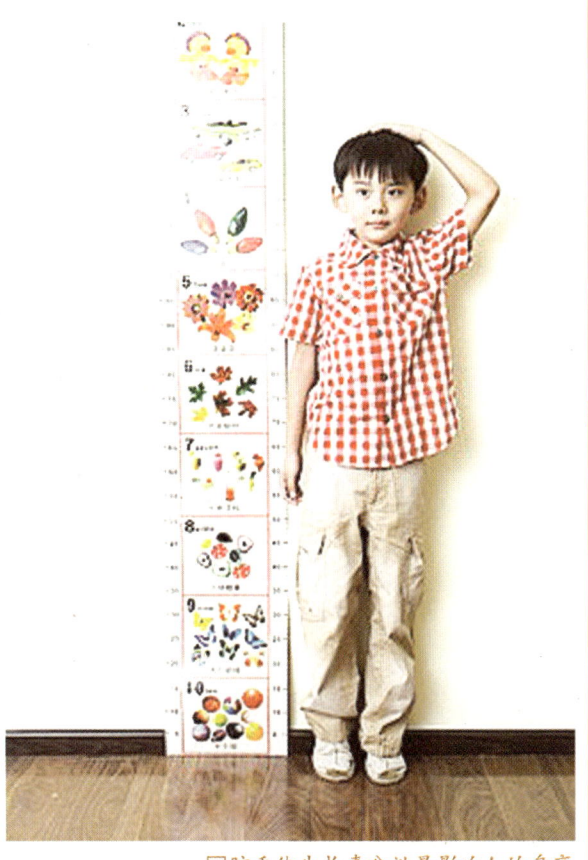
□脑垂体生长素分泌量影响人的身高

　　人的身高还有一个有趣的现象,那就是早上高晚上矮。这是怎么回事呢?原来,人体就像一架机器,而骨头就是这架机器的支架。机器的支架是用钢铁铸成的,可人的支架却是骨头。人的骨头一节节地连着,支撑着,又能随意转动。因此,在节与节之间,就有一种软东西把两节骨头连起来,称为"软骨"。我们睡觉时是平躺着的,这时骨头之间不是层层相压,关节间就松弛了。于是骨骼间的软骨层会吸收较多的体液,就会变厚。虽然一层软骨变厚得不多,但是从足关节到颈关节,有很多地方变厚,加起来就是个不小的数字。这样，当你刚起床时一量身高，保证就"长"高了不少。而白天我们要学习、走路，不是坐着就是站着，骨骼之间在地心引力的作用下互相挤压，又会把软骨层的体液挤压出去，这样经过一天的时间，身高就会变矮。如果这一天是走远路，或者是干重活、抬重物，那么到晚上时，你的身高就会更矮，有时甚至会相差4~6厘米。

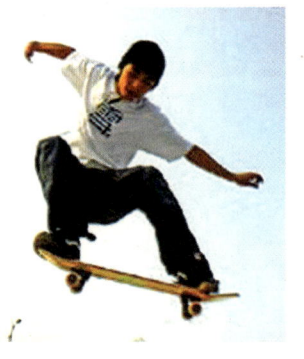

知识链接

人体生长发育的重要时期

青少年时期，是人体生长发育的重要时期，是身体各种组织、器官由小长大，机能逐渐成熟和系统化的过程，所以这个时期除了注意营养和供给之外，还要加强体育锻炼。研究发现，平时经常从事体育锻炼的青少年，身高比一般不参加体育活动的青少年高4厘米左右，体重也可多3千克以上，肺活量可大1000毫升，甚至思维能力发展也更强些。

人类与色彩

科普档案 ●名称：色彩疗法 ●简介：所处的色彩环境不同，人所表现出来的身心感受也不同

色彩是人的眼睛所能感受到的最直接的视觉符号。在人类发展过程中，色彩始终焕发着神奇的魅力。人们不仅发现、观察、创造、欣赏着绚丽缤纷的色彩世界，还通过日久天长的时代变迁不断深化着对色彩的认识和运用。

人类运用颜色的历史可追溯到15万~20万年前，当时原始人用红色或黄色的黏土涂抹身体，来吓唬野兽和向同伴展示自己的美丽。后来，颜色被赋予了一定的迷信和宗教色彩，古希腊人就用颜色来表示他们所认为的四种基本元素，他们用蓝色代表土、用绿色代表水、用红色表示火、用黄色代表气。在我国古代，皇帝以明黄色来代表他们至高无上的权力。

近代科学研究告诉我们，色彩对人体健康、疾病防治有着奇妙的作用。色彩可以多方面刺激大脑，唤起愉快的感情，使病人减轻痛苦。

目前世界上正在兴起一种"色谱疗法"，这种疗法用途之广是人们难以预料的。它不但能对人的心理产生作用，而且能直接参与人体治疗。科学家对颜色疗法作了进一步研究发现：颜色能潜入人体所有细胞和腺状组织，增强人体的免疫系统，对治疗疾病有特殊的功效。

在美国，当躁狂者情绪偏激时，医生不是给他们注射镇静剂，而是把他

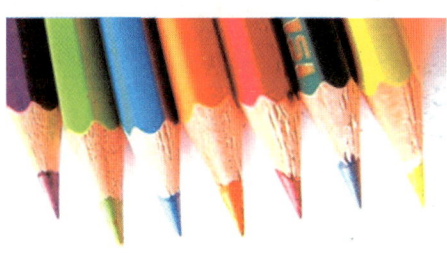

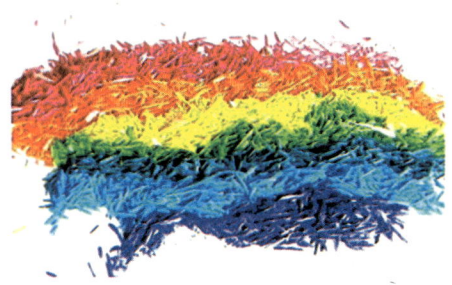

□色彩对人体健康、疾病防治有奇妙作用

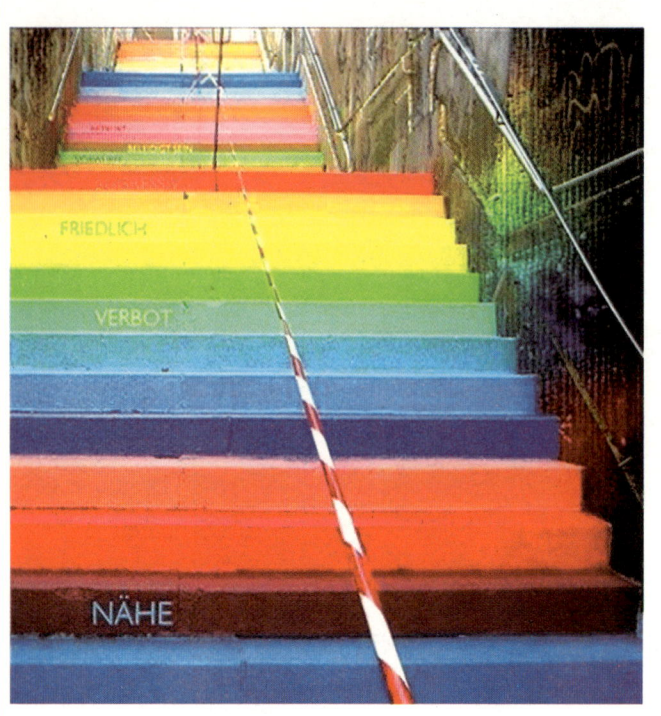
□ 色彩可以调节人的心情

们关进粉红色的小房里,患者很快就安静下来了。在美国大约有30000新生儿通过蓝色光辐射,成功地治愈了新生儿黄疸。在苏联的一些小学,教室里的白灯泡全部换成了紫色灯泡,使学生智力得到了更充分的发挥。

红色可以使人血压升高,脉搏和呼吸频率变快。法国色彩协会做了一次试验,结果表明:在红色的房间里,人的心脏跳动次数要增加17次/分,患心脏病和高血压的人,几乎全部拒绝红色。在色彩协会的医院里几乎是一片白,红色是绝对禁止进入心脏病病区的。但红色能缓和风湿性关节炎带来的疼痛,还可以提高人的免疫力。黄色可以激发起病人的希望、欲望、兴奋,借以增强病人的抗病能力。对一些抑郁、多愁善感、神经衰弱的病人,治疗时配以红、黄等暖色,能达到补阴理气、解郁宽心的目的。而白色、浅蓝色、淡绿色则可使病人心情镇静、安适,有助于病人恢复健康,所以医院病房的墙壁大多做成白色的,就连医生护士的工作衣帽也都是白色的。此外,淡蓝色的环境对高热病人有退热作用;紫色环境能使孕妇安静;蓝色对感冒病人有良好的作用;青光眼患者戴上绿色眼镜,有助于降低眼压;高血压患者戴上灰色眼镜,有助于降低血压。

利用色彩,不仅可以调节人的心情,防治疾病,还可以利用色彩为生活和工作创造出更好的环境氛围,提高工作效率和生活质量。让运动员经过短时间的红光照射后,可以增强其爆发力。当新生儿哭闹不止时,将室内换成蓝色灯光,有助于婴儿停止哭闹。当一个人心情沮丧、无精打采时,不妨穿件红色的衣服,会使你振作起来。随着季节的变化,冬天穿红色等暖色衣服使人感到温暖,夏天穿白色等冷色服装使人觉得凉爽。办公室做成上白下绿,显得肃静,使人精力集中;炼钢炼铁等高温工作场所选用冷色,使人感到凉快;而冷库、冷藏室等场所采用暖色,能使工作人员减少寒意;冷饮厅的墙壁宜用冷色;餐厅饭店最好选用暖色。在装卸、搬运场地,如果用绿色箱装运货物会使搬运工人感到轻松,提高工作效率。

随着现代色彩学的发展,人们对色彩的认识不断深入,对色彩功能的了解日益加深,色彩必将在人们的未来生活中发挥出更大的作用。

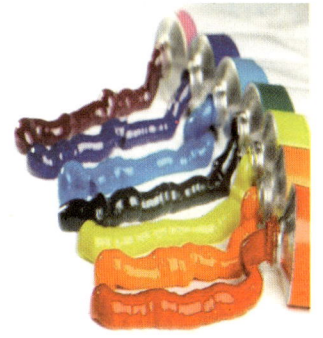

知识链接

色 彩

色彩是一种涉及光、物与视觉的综合现象。揭开光色之谜的是英国科学家牛顿。1666年,牛顿进行了著名的色散实验。他将一房间关得漆黑,只在窗户上开一条窄缝,让太阳光射进来并通过一个挂体的玻璃三棱镜。结果在对面墙上出现了一条七色组成的光带,七色按红、橙、黄、绿、青、蓝、紫的顺序排列着,这条七色光带就是太阳光谱。

双胞胎产生的原因

科普档案　●名称：双胞胎　　●分类：同卵双胞胎、异卵双胞胎

> 双生子也叫双胞胎，即产妇一次怀胎生下两个胎儿的情况，是人类常见的现象。那么，双胞胎是怎样形成的？要说双胞胎的形成过程，不得不说精子和卵子的"结合之路"。

双生子，也叫双胞胎，是人类常见的现象，也是人们常感兴趣的问题。那么，双胞胎是怎样形成的？

如果要说双胞胎的产生过程，不得不说精子和卵子的"结合之路"。在生理情况下，女性在一个月经周期内只会排一枚卵子进入输卵管，如果没有受精，它会"死"去。这个时候，如果有一个精子有机会和卵子结合，便形成受精卵，在子宫内正常发育，孕育胎儿，延续生命。所以，当精子一进入女性的生殖道，就面临着最残酷的竞争：或者与卵子结合延续自己的生命，或者在女性体内被溶解吸收，悄然"死去"。因此，每一个精子都力求在几千万甚至上亿的"兄弟姐妹"中脱颖而出，成为最幸运的那一个。在女性生殖道里，它们历经"坎坷"，以最快的速度游向在输卵管中的卵子，当最先达到的胜利者进入卵子后，就会通过一系列的生理反应激活卵子，在卵子周围"建筑"密不透风的坚厚"高墙"，宣告自己的胜利"攻坚"，阻止其他精子的进入。而失败者就只能等待死亡，或者是期待新的契机。所以，每个人在出生之前都会经历一次"长跑"比赛，而我们，都是当年那场比赛中的冠军。

有的时候，卵子和精子结合后形成

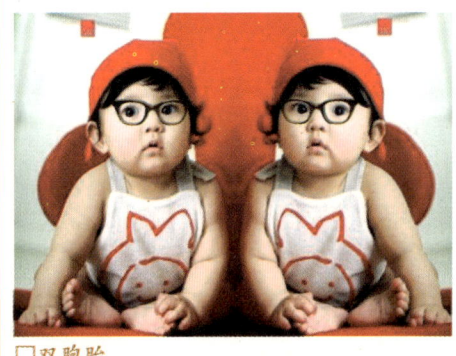

□双胞胎

的受精卵会一分为二，形成两个胚胎，两个胚胎各自发育，最终诞生两个婴儿，这就是我们所说的同卵双胞胎。这两个孩子来自同一个受精卵，接受完全一样的遗传物质，他们性别相同，就像一个模子里刻出来的，有时甚至连自己的父母都难以分辨。这种相似不仅是外形、血型、智力，甚至某些生理特征、对疾病的易感性等都很一致。但是这种分裂发生的概率非常小，而且，如果不走运的话，受精卵分裂不完全造成了某些部位相连，就会形成连体婴儿。

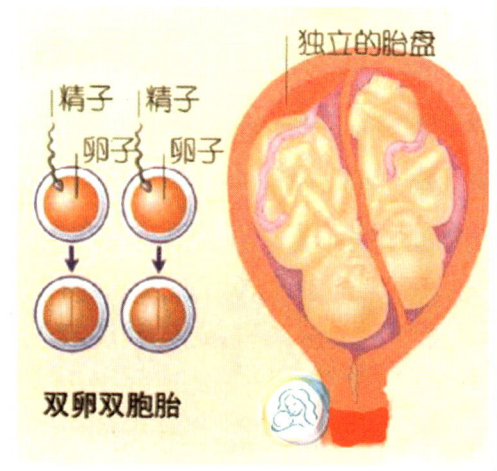
□双卵双胞胎

但在一些特殊的情况下，在一个月经周期内，女性也会排出两个卵子，甚至多个。不过，如果没有医学的干预，多个卵子共存的概率太小了。但无论怎样，一旦发生，就会给"竞赛"中的精子多一个契机：这

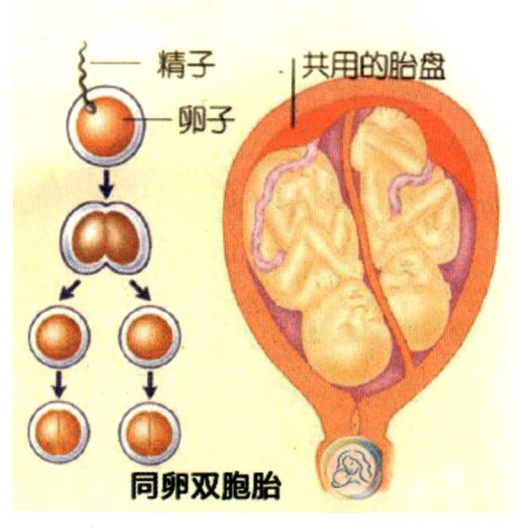
□同卵双胞胎

次"长跑"比赛不仅有冠军，还会例外地诞生亚军，甚至季军。也就是能形成两个甚至多个受精卵，它们各自发育，形成独立的胚胎，这样异卵双胞胎或者多胞胎便诞生了。

双胞胎或多胞胎现象是偶然还是有一定规律可循呢？著名的生命科学家西林教授通过对人类生育史的潜心研究，提出了一个有趣的"西林法则"：人类每妊娠89次，就有可能孕育一次双胞胎；每妊娠 89^2 次，有可能孕育一次三胞胎；每妊娠 89^3 次，则有可能孕育一次四胞胎。而一次生育四胞胎以上的产妇极其罕见，故不作为统计对象。另外，美国一家医学杂志最近

公布的一项数据认为：多胞胎发生率正在逐步提高，如四胞胎有可能在4100万名孕产妇中发生1例。

那么，人类一次最多能生育多少胎？1971年7月22日，意大利妇产科医生蒙坦宁博士，从一位35岁妇女的子宫中剖取10女5男，共计15个胎儿，这是一胎生育最多的世界纪录，但由于胎儿体重太轻，无一存活。另一名巴西农妇名叫莎达路，于1964年4月20日一胎生下8男2女共计10胎。这10位兄弟姐妹个个活泼健康，现在全都成家立业，成为世界上多胎一次存活的最高纪录。而女性在一生中生育多胎次数的最高纪录，要数意大利的德来莎。她于1984年生下了她的第71个孩子。自15岁结婚以来，她共生育了13胎单胞胎，15胎双胞胎，8胎三胞胎和1胎四胞胎，而且都活着。当她生下最后一个小儿子后，因心脏病发作而施行了绝育手术，不然她还不知要生育出多少，不过她创造的生育多胞胎的世界纪录，至今尚未被打破。

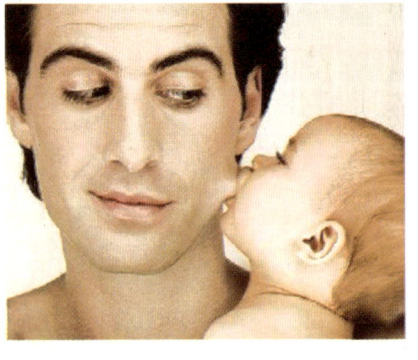

知识链接

双胞胎的决定因素

据统计，母亲本身为双生者，其下一代为双胞胎的比率为1.7%，所以双胞胎或多胞胎的决定因素，母亲的基因较父亲更重要。我国双胞胎的概率是1/89，三胞胎的概率是1/7900，四胞胎的概率是70万分之一，五胞胎的概率达到6000万分之一，六胞胎的概率则是32亿分之一。

毛发里贮藏的信息

科普档案 ●**名称**:头发　●**性质**:吸水性、弹性与张力、有热度

头发是长在人头部上的毛发，是所有毛发中长度最长的。别看一根头发半径只有0.05毫米，而且还是空心的，但它却贮存了大量的人体信息。

毛发几乎披被于人体的全身，仅少数皮区如手、足掌、口唇等处无毛发。人体毛发与动物不同，动物的毛发极多，对保持体温和对抗机械性损害起重要作用。人类的毛发已相当退化，某些部位非常稀疏，已无上述功能。别看一根头发半径只有0.05毫米，而且还是空心的，但它却贮存了大量的人体信息。

头发能显示一个人的性格。美国著名的心理学家雷勒克博士，通过对人头发的长期研究认为：一般头发细软柔韧的人，性格温柔；粗直坚硬的人，性格刚直，个性较强。看起来这似乎有点"玄乎"，但这里面有一定的科学道理。我国医学科学早就表明，头发是人体的一个组成部分，它的生长情况和人的精神状况、性格特点密切关联，如长期忧郁，血液中的养分供应不上致使头发变白就是最好的一个例证。

因为头发由角蛋白组成，不易因人体腐败而分解破坏，所以保存几十年乃至几百年仍有化验价值。2100多年前西汉马王堆女尸属于A型血，就来自对一段头发的鉴定。19世纪，在欧洲风云一时的拿破仑死去150多年以后，竟有人根据一根头发证明拿破仑是中毒身亡的。事情的经过是这样的：拿破仑死时，他手下忠实的臣仆们便决定要保存他的遗容。但当时欧洲还没有保存遗体的好方法，就连照相术也还未发明。于是只好将拿破仑的头发剃去，用石膏制模取下其头型，然后再复制出他的遗容。当时拿破仑的

奥妙无穷的人体秘密

▼ 毛发里贮藏的信息

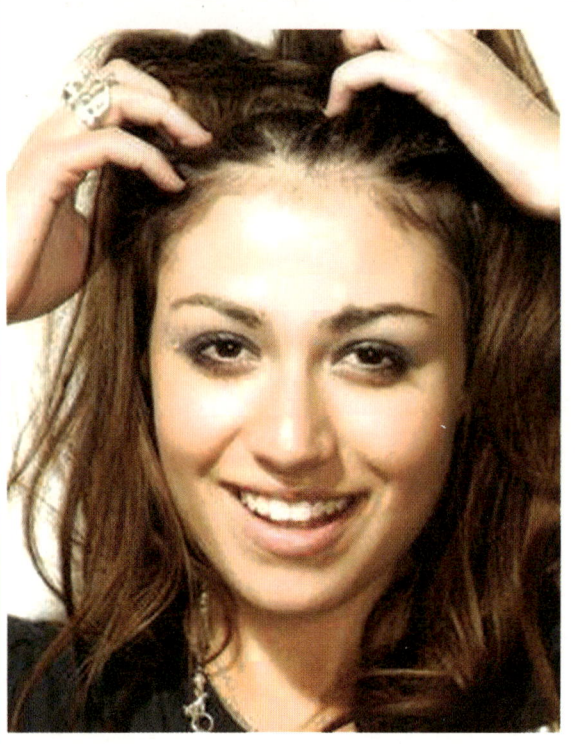
□ 头发能显示一个人的性格

侍卫就把剃下来的一些头发悄悄地珍藏起来留作纪念，就这样一直完好地保存了150多年。近几年忽然有人想根据拿破仑的头发来研究他和现在人有无区别。结果从化验中发现拿破仑的头发中含有高浓度的砷。根据现代分析技术，可以精确测定一根头发的每一个微小区段中各种成分的含量，从而断定拿破仑离死期越近其头发中的含砷量也越高，说明他可能是被人用砒霜毒死的。

根据国内外大量的头发分析数据来看，头发的成分及含量确实与外界环境密切相关。例如，城市居民头发的铅含量就显著高于农村居民；冶炼厂附近的居民或某些产砒霜地区的人群中，其头发的砷含量均明显高于正常人。生活在海边的渔民，其头发含汞量比内地人高许多倍。我国科学工作者在调查克山病病区时，发现病区环境普遍缺乏钼和硒等微量元素，而且所有克山病人头发中的钼、硒含量也都是很低的。这些都说明头发中化学成分的含量不仅反映了自然环境的特征，而且也能灵敏地指示出环境污染的严重程度。近年来国外已经把头发作为环境监测的一种特殊手段。

一根头发竟有如此特殊的意义，使科学家对毛发的研究越来越重视。美国等一些国家的医疗部门近年来纷纷做出安排，把对人的毛发检验列入如同血、尿样化验这类常规检验之中。专家们指出，人体毛发检验的医学价值可能要超出验血等常规方法。从化学角度看，人的头发主要是以胱氨酸为主的多种氨基酸组成的角蛋白的纤维组织，其次还含有钙和多种微量元素。毛发是人体排泄这些微量元素的途径之一。这些微量元素的含量及变化在一定程度上反映了人体的健康状况和环境污染对人体的影响。目前从头发中检出的元素已达40多种。现在人们已经可以根据头发中微量元素铬的含量来诊断糖尿病和心血管病;从镉、铅的含量诊断高血压和判断是否能够长寿等。甚至可以通过综合分析头发中14种微量元素的含量来判断儿童的聪明和智力发育程度,其准确率可高达98%。英国科学家还发现精神分裂症等四种精神异常病症也和头发中的微量元素有一定关系。更有趣的是通过头发分析还可断定一个人是否吸食过毒品,并能准确地指出他吸毒的具体时间。

不过应当指出,无论是用毛发去监测环境污染,还是用头发去诊断疾病,目前都还未达到令人完全满意的程度。其中一个主要的障碍就是人们至今尚不能肯定什么是标准的"正常头发",而且确定这种标准是十分困难的。很显然,正常头发标准基线一旦被划出,毛发诊断就可能为人类创造出奇迹。

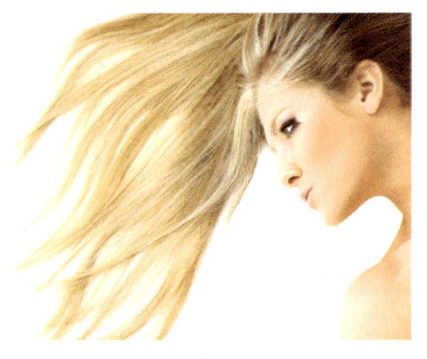

知识链接

头 发

成人全身有500万个毛囊,其中十多万个在头顶。我们黄种人约有10万根头发,黑种人有12万根,白种人最多,达14万根。人的头发非常结实,其坚固性可与钢媲美。1根半径为0.05毫米的头发能承受100克重量。1平方厘米的头发可承受重5吨以上的重物;如果用20万根头发编成一根发辫,则可承重20吨。

千差万别的性格

科普档案 ●名称:性格　●形成因素:遗传因素、环境因素、生物因素等

"性格"一词是从希腊文来的,原意是"特征""标志""属性"或"特性"。现代心理学把性格看作人的个性心理特征的核心,指一个人在个体生活过程中所形成的对现实稳固的态度,以及与之相适应的习惯了的行为方式。

性格是一个复杂的心理现象。影响性格形成的因素是多方面的:遗传因素、环境因素、生物因素等。俗话说,"百人百性"。看来人的性格历来是千差万别的:脾气火爆的、像"温吞水"似的、直爽的、多疑的……对于这种差异,有人认为与遗传有关,有人则认为由血型来决定的。但科学家们却坚信,人体里一定存在着某种决定性格差异的微量物质。经过长期的研究探索,美国科学家们终于找到了两种物质:去甲肾上腺素和乙酰胆碱。

去甲肾上腺素和乙酰胆碱是神经系统中主要的神经传递介质,在传递过程中能产生兴奋或抑制的效应。其中去甲肾上腺素产生兴奋效应。在它的作用下,机体心跳加快、心搏加强、血管收缩、血压升高、新陈代谢亢进、肌肉有力;乙酰胆碱则产生抑制效应,作用正与去甲肾上腺素相反。

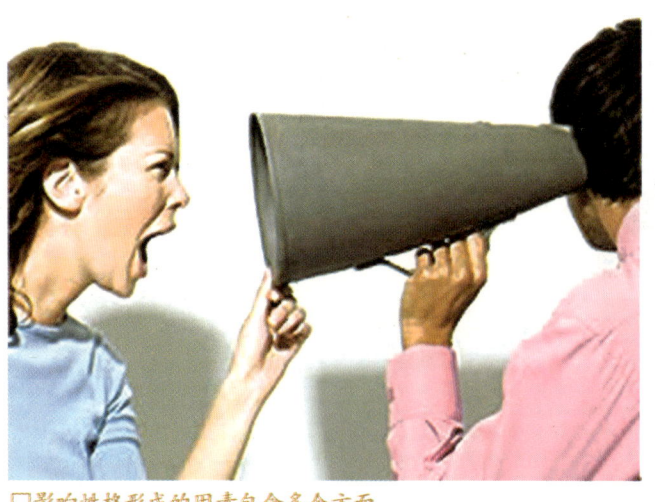
□影响性格形成的因素包含多个方面

当人受到外界刺激的时候,体内会同时释放出去甲肾上腺素和乙酰胆碱。专题研究小组的科学家曾对不同性格的人进行脑脊液化验,分析这两种微量物质的不同比例与性格的关系。结果发现:当两

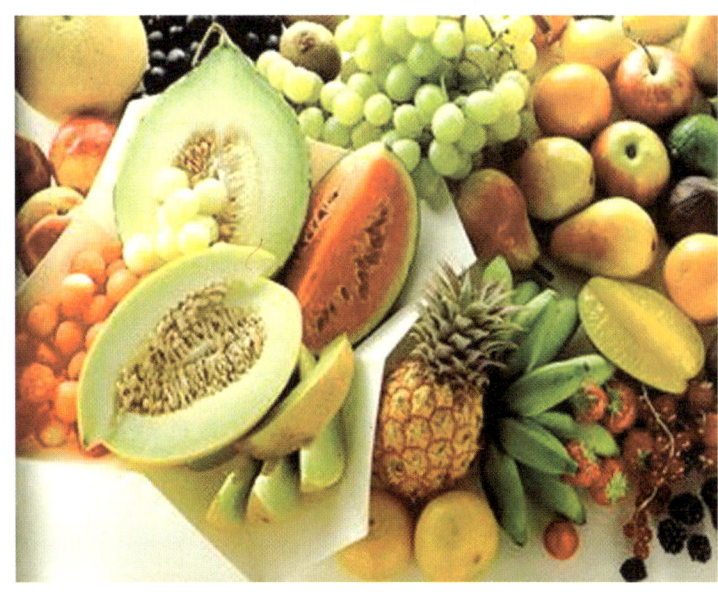

□情绪不稳定者应多吃碱性食物

者比例关系平衡或基本平衡时,人对外界刺激的反应比较平和,善于把自己的情绪控制得恰到好处。这类人属于安定型或平均型的性格。

当两者比例关系不平衡,去甲肾上腺素偏高时,不善于控制自己的情绪。人容易兴奋,也容易与别人发生摩擦,一点很小的刺激就会引起激动,不安定的外向型性格便属于这一类。而两者比例关系不平衡,乙酰胆碱偏高的人,抑制占优势,外界一般的刺激难以引起人的反应。"温吞水"正是这类安定的内向型性格的写照。

随着科学研究的不断深入,心理学家和社会学家提出:食物可以影响人的性格。在他们看来,情绪不稳定的人,往往是酸性食物摄入过量、缺乏维生素B和维生素C的缘故;优柔寡断者,可能是因为体内缺少维生素和氨基酸;性格固执者,常因喜吃肉类及高脂肪食物,血中尿素偏高所致。因此专家建议,人们要想改变自己性格中的弱点或改善一下情绪,不妨有意识地选择相应的食物。

那些情绪不稳定者应多吃碱性食物,如含钙丰富的大豆、菠菜、牛奶、花生、蟹、蛋黄、土豆等。如果觉得自己在这段时间里情绪波动特别大,甚至无缘无故乱发脾气,那么最好吃一段时间的素食;优柔寡断者应建立以肉

类为中心的饮食习惯,同时大量吃新鲜蔬菜和水果,特别要多吃含维生素A、B、C的食物;消极依赖者应适当节制一些甜食,如蛋糕、可乐等,多吃含钙和维生素B_1较丰富的猪肉、羊肉、小麦胚芽、鱼、贝类、大豆制品等;做事虎头蛇尾者应多吃胡萝卜、田螺、鸡肝、卷心菜、扁豆、辣椒、苦瓜、西红柿等,少吃肉类食物;迟钝不灵者需要摄取丰富而多变的食物,多吃富含维生素A、B的蔬菜和含钙丰富的食物,特别是对大脑神经纤维有帮助的海藻类食品,以达到柔软脑神经的目的;以自我为中心者应改掉吃糖过多的习惯,多吃鱼、肉、蔬菜、胡萝卜,绝对不吃过咸的食品。

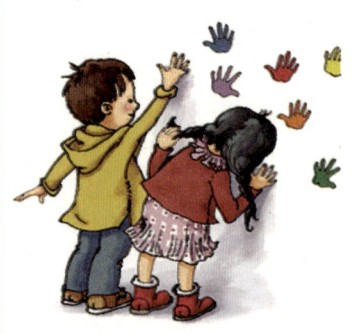

知识链接

性格的分类

根据不同的标准,性格可分为多种类型。从心理机能上划分,可分为理智型、情感型和意志型;从心理活动倾向性上划分,可分为内向型和外向型;从个体独立性上划分,可分为独立型、顺从型、反抗型;根据核心价值观和注意力焦点及行为习惯的不同,可分为完美型、助人型、成就型、艺术型、理智型、疑惑型、活跃型、领袖型、和平型。

笑的秘密

科普档案 ●名称：笑　●作用：美容、调养身心、放松压力、缓解肌肉劳损、加强肺部运动

> 笑是一种心理状态的表达。一般情况下，笑用来表达高兴和快乐，由面部肌肉动作为表现方式。笑不仅会使肌肉运动，声带也会随之振动，由此产生笑声。

笑是一种心理状态的表达。一般情况下，笑用来表达高兴和快乐，由面部肌肉动作为表现方式。它大多是由人的眼睛、耳朵等器官接触外界的事物或语言，转变为信息传入大脑皮层，而后通过大脑对面部甚至全身的肌肉发出运动的命令而产生的。笑不仅会使肌肉运动，声带也会随之振动，由此产生笑声。

人类的笑容是怎么起源的呢？专家认为，笑作为一个行为符号，可能在3500万年前就有了，那是较高级的灵长类动物和更原始的种类"分家"的时候。最初的笑是早期较高级灵长类动物在群落内部相互表示和平、喜爱的一个符号，包括狒狒、猩猩在内的灵长类动物，都有笑的表情。

善于笑的灵长类动物有明显的进化优势。这和人类社会的场景非常类似：在种群内部它们能够改善关系、获得更好的社会地位，从而繁育和抚养更多的后代。在灵长类这样的社会性动物中，必然要有一种行为符号来确认各自的地位、表示和平的意愿，并把相互嬉戏与残酷的杀伤行为分开。没有这样一种符号是不可想象的，否则每一次嬉闹都会演变成相互厮杀。

猩猩的笑和人类的笑如此相像并非偶然，因为二者有共同的远祖。笑是一种生物学行为，一种游戏的邀请姿态。人类远祖的笑可以使陌生的客人感到亲切，以缓解危险的紧张局面并降低群落内部冲突。

几乎所有的动物都有类似表示愉悦、亲切的行为符号。比如马，它会昂

起头一溜小跑以表达快乐。但是经过数千万年的进化,只有灵长类才能做到运用面部的几块表情肌肉完成笑的功能。

新生儿在出生后一到两个星期内,脸上会开始露出笑容,这被称为自发性微笑。做父

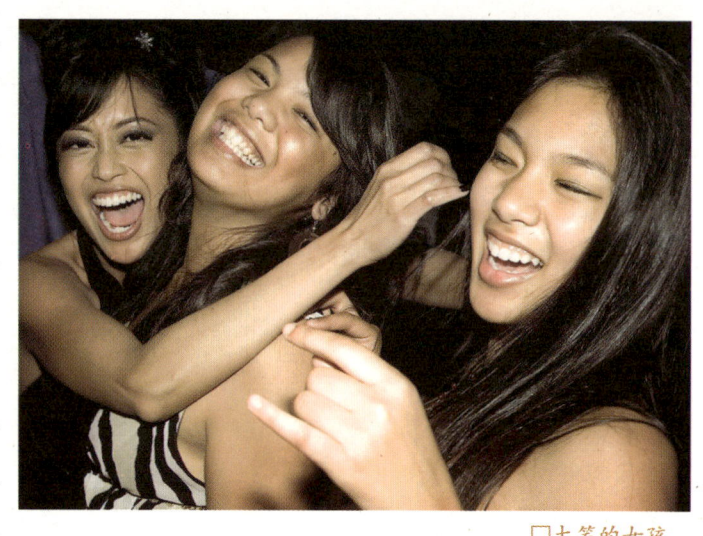
□大笑的女孩

母的看到,当然喜笑颜开,非常高兴,但是如果你仔细观察的话,你就会发现,这时新生儿的眼睛是闭着的,它的微笑也不是冲着父母来的。这种微笑是自发性的、不由自主的微笑。就是一些噪声,比如说拍手的声音,也会引起婴儿的自发性微笑。这表明,在一个舒适放松的环境下,新生儿很明显地容易露出笑容,意味着微笑是天生的。婴儿长到两个月左右的时候,自发性微笑就会消失。

俗话说"笑一笑十年少,笑十笑百病消""一天笑三笑,胜吃神仙药""笑口常开,健康永在"。这些话虽然夸张,但却蕴涵着一定的科学道理。"笑"历来被我国医学家视为保健养生的秘诀,被认为是与生俱来、不需花钱的最佳天然保健品。

数十年来,医学家们一直在研究笑对身心健康的作用。研究证实,发自肺腑的真诚微笑,能降低血压、改善心功能、增智益脑、促进食欲、改善睡眠;能加速血液流动,增强心血管功能,改善血液循环。另外,笑是一种很好的健身运动。每笑一声,从面部到腹部约有80块肌肉参与运动。要是笑100次,对心脏的血液循环和肺功能的锻炼,相当于划10分钟船的运动效果。另外,笑伴随的腹部肌群的起伏,又是一种极好的腹肌运动。腹肌在大笑中强烈的收缩和震动,不仅有助于把血液挤入胸腔静脉,改善心肌供血,对胃、肠、肝、脾、胰等脏器也是一种极好的按摩。对于那些长期伏案工作者,

由于颈、背、腰肌长期处于固定状态,过分的紧张和收缩容易引起头痛和腰背部酸痛。笑,可使一些部位的肌肉收缩,另一些部位的肌肉放松,一张一弛,使劳累的肌肉在运动中得以放松。

笑能缓解疼痛。这是因为人的笑来源于主管情绪的右脑额叶。每笑一次,就能刺激大脑分泌一种能让人欣快的激素——内啡呔。它能使人心旷神怡,止痛作用相当于吗啡的40倍,对缓解抑郁症和各种疼痛十分有效。

笑还能调节大脑神经功能、消除紧张情绪、宣泄压力、解除疲劳、排除忧虑烦恼和不快;能沟通相互关系,拉近人与人之间的距离,使人际关系顺畅和谐;使人心情愉悦、精神振奋、头脑清醒,激发生活的动力和工作上的创造力。

由此看来,笑对人体有很多益处。可惜的是,人到成年,每人每天平均只笑15次,比孩提时代每天笑400次左右少多了。对健康来说,这是令人遗憾的损失。

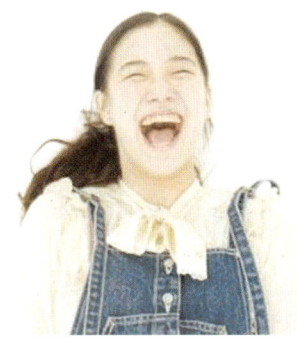

知识链接

大笑无益健康

大笑时血压会升高,因此患有心脑血管疾病的老年人不宜大笑。另外,对于胃溃疡病人而言,大笑可使迷走神经兴奋,胃酸分泌增多,胃壁肌肉张力加强,腹压增高,易诱发溃疡穿孔。健康的年轻人可开怀大笑,可是也要避免过度频繁,以免导致缺氧和过度换气,出现上气不接下气的现象,反而耗气伤心,于健康无益。

眼泪的奥妙

科普档案 ●名称：流泪　　●原因：泪液分泌过多，泪道阻塞，泪管导流作用遭到破坏

人类学家发现，在种类众多的灵长类动物中，人类是唯一会哭泣流泪的。流泪是人们与生俱来的简单行为，无须学习，人人都会，就像心脏搏动、肾脏排泄一样本能，像叹息、打喷嚏一样自发。

常言道："喜怒哀乐，人之常情。"即便是一个性格刚强的人，也难免会有痛哭流涕的时候。人类学家发现，在种类众多的灵长类动物中，人类是唯一会哭泣流泪的。流泪是人们与生俱来的简单行为，无须学习，人人都会，就像心脏搏动、肾脏排泄一样本能，像叹息、打喷嚏一样自发。那么，人为什么要流眼泪？流泪对于人体有什么作用？有什么意义？这个问题看似简单，却是长期以来使研究者们深感困惑的一个难题。

进化论的创始人达尔文曾经这样推测：流泪是某种进化的"遗迹"，与进化过程中的生存竞争有关系。哭泣时，眼睛周围的微血管会充血，同时小肌肉群为保护眼睛而收缩，于是导致泪腺分泌眼泪。达尔文认为，对于人体来说，眼泪本身是没有意义的"副产品"。

美国人类学家阿希莱·蒙塔戈的观点与达尔文截然相反。他认为，流泪对人体具有益处，这种益处在进化中有一定影响，因而能通过自然选择被一代一代地保存下来，人类会流泪正是适者生存的结果。他举例说：眼泪中含有溶菌酶，这是人体一种自卫物质，它能保护鼻咽黏膜不被细菌感染。观察表明：没有眼泪的干哭很容易使鼻咽黏膜干燥而受感染。

今天，越来越多的学者赞同蒙塔戈的观点，相信流泪行为对人体可能具有某些益处，美国明尼苏达大学心理学家威廉·弗里从心理学和生物化学的角度对流泪行为进行了比较全面的研究。他把流泪分成反射性流泪和

情感性流泪。在5年时间里，威廉·弗里研究了数以千计的流泪志愿受试者。他的统计表明，在一个月时间内，男人哭泣流泪的次数很少超过7次，而女人则在30次以上。绝大多数受试者每次哭泣流泪的时间为1~2分钟，偶然有持续哭泣达1

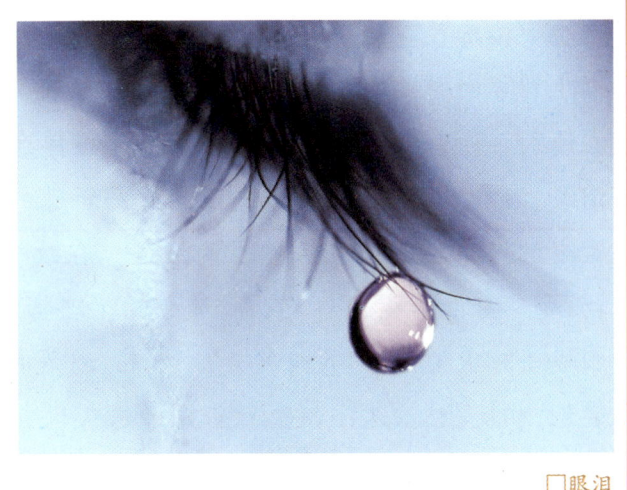
□眼泪

小时40分钟的"纪录"。晚上7~10点，同家人亲朋相聚或者在看电视时，是情感性流泪发生频率最高的时间。根据自述，大约有45%的男人经常在一个月之内没有哭过一次。而女人中只有6%的人可能在一个月中一次不哭。女人40%的哭泣是由于争论、婚姻、爱情和其他人际关系。男子因为人际关系哭泣的只占36%，而为电影、电视、书本内容和不明原因忧郁流泪的比例明显高于女子。弗里用特制的小试管收集受试者的眼泪，对眼泪样品进行分析测试。他发现，情感性流泪的泪水中含蛋白质较多，而反射性流泪的泪水中含蛋白质较少。在这些结构复杂的蛋白质中，有一种据测定可能是类似止痛剂的化学物质。弗里根据这一结果推测，流泪可能是一种排泄行为，能排除人体由于感情压力所造成和积累起来的生化毒素，这些毒素如果不通过流泪排出，留在体内将对健康不利。情感性流泪排泄毒素，使流泪者恢复心理和生理上的平衡，因而对健康有益。然而，通过眼泪排出的究竟是什么成分的毒素？眼泪中所含的又有哪些功能不同的蛋白质？它们是如何产生，怎样代谢的？这些连弗里本人也不清楚。搞清楚这些问题，将能帮助人们判断弗里的学说是否正确。

那么，为什么灵长类动物中唯独人类会流泪呢？对于这一点，研究者们长期以来似乎一直找不到比较合理的解释。1960年，英国人类学家哈代教授提出轰动一时的"海猿假说"。以往的人类起源理论都认为，人类诞生的舞台是森林草原。而哈代提出，在人类进化历史中，存在着一段几百万年的水生海猿阶段。这一特殊的阶段在人类身上至今留有深刻的印记,留有解剖生理方面的痕迹。这些特征,在别的陆生灵长类动物身上都是没有的,而在海豹、海狮等海洋兽类、海鸟身上却同样存在。例如,人类的泪腺会分泌泪液,泪水中含有约0.9%的盐分,这一特殊的生理现象也是海兽的特征,是古老的海猿阶段留在人体上的痕迹。在缺少盐分的陆地上进化发展的动物,是不可能产生这种"浪费"盐分的生理特征的。哈代教授的海猿假说在刚提出时曾被视为"异想天开"。然而,随着时间的推移,这一假说并没有被驳倒,相反,相信这一假说的研究者越来越多。1983年,澳大利亚墨尔本大学生物学家彼立克·丹通教授研究比较了人类和其他哺乳动物控制体内盐平衡的生理机制,他的研究也指出:人类的流泪可能起源自海兽泪腺的泌盐机制。海猿学说也许是目前唯一能解释人类流泪起源的学说。然而,由于这一学说目前还缺乏可靠的化石依据,尚未被多数人类学家所接受。作为一种人类起源进化的假说,海猿学说有待进一步探索完善。

人类流泪是怎样起源的?人为什么流眼泪?尽管研究者从不同的角度对此作了探索,然而这些问题仍是科学上的谜。可以说,对流泪行为进行认真的研究,现在还只是刚刚开始,要解开流泪的秘密,有待于各方面研究者的共同努力。

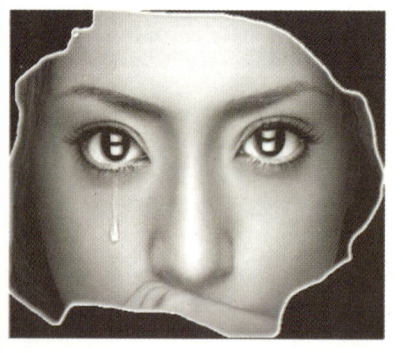

知识链接

眼　泪

眼泪是以血为原料,由泪腺加工而成。在人们的泪水中,99%是水分,1%是固体,而这固体中一半以上是盐。在正常情况下,泪水的分泌物量一般为足够湿润结膜与角膜表面防止干燥为宜。如泪腺产生的泪水过多,超过泪道正常排出量,跑出眼眶,流到面颊,就叫流泪。泪水除湿润角膜和结膜防止干燥外,还有消毒和杀菌作用。

记忆揭秘

科普档案 ●**名称**:记忆　●**基本解释**:一个人对过去活动、感受、经验的印象累积

世界上每一个健康的人,每天都在和记忆打交道,都在自觉不自觉地记忆着接触的人和事。记忆,就像一位神秘的魔术师,悄悄地伴随着人们的思维和行为。

顾名思义,"记"就是记住,"忆"就是回忆。换言之,当我们感知过的事物不再作用于我们感官的时候,并不随之消失,而是在头脑中保留一段时间,以后还能回忆起来,这就是"记忆"。人类正是凭借记忆扩大知识领域,创造现代文明,推动社会发展的。

许多实验表明:人的记忆力也有一个"用进废退"的特点。一个后天双目失明的人,在失明之前,他的听觉和触觉记忆能力都和常人一样。但是,失明数年之后,他的听觉和触觉记忆能力却变得特别发达,比正常人高出数十倍。同时,科学证明:人脑这座"人类心灵之仓",其信息储存量是相当惊人的,潜力是无穷的。正常人的大脑约有140亿个神经细胞,这是大脑记忆的物质基础。这140亿

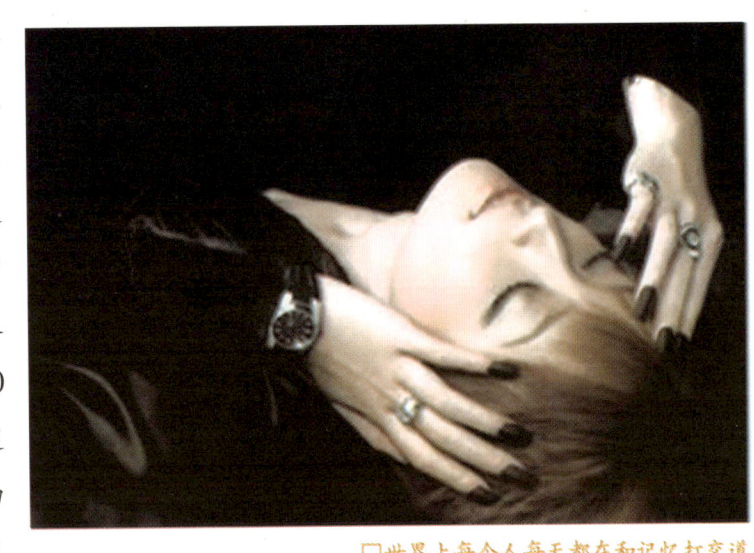

□世界上每个人每天都在和记忆打交道

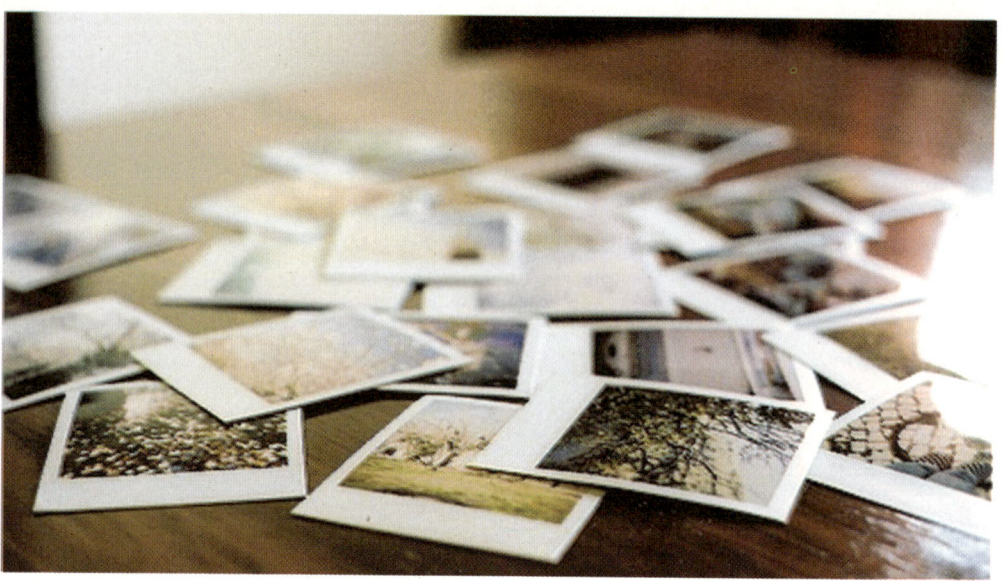

□加强人的记忆，一直是人类的强烈愿望

个神经细胞相互间可以产生千丝万缕的联系。所以大脑可以保存大量的信息。一位专门研究记忆量的美国心理学家认为：即使我们每秒钟给大脑输送10个信息，就这么不停地输送一辈子，大脑也还有记忆其他事物的余地。人脑记忆系统的高度完善是当代电子计算机无法比拟的。然而，即使是世界上记忆力最好的人也未能达到自身记忆潜力的1/100。

加强人的记忆，一直是人类的强烈愿望。脑科学正试图揭开记忆之谜，探索大脑中有没有记忆的物质或促进记忆的物质。美国心理学家通过一系列实验后认为，大脑中有记忆分子。之后，科学家们进一步证实，记忆分子可能是一种特殊的蛋白质分子。蛋白质分子是由各种不同的氨基酸构成的，氨基酸的排列组合不同，就形成了不同的蛋白质分子，可以作为不同的记忆信息的载体。

大脑中有记忆的物质，也有促进记忆的物质。美国加利福尼亚大学的科学家麦戈发现，戊四氮有促进长期记忆的作用。他对两个品系的鼠记忆能力做了试验。第一品系的鼠记忆能力强，第二品系的鼠记忆迟钝。麦戈给后者在每次训练后注射适量的戊四氮，使记忆力增强了40%，超过了第一品系的鼠。

近年来，科学家们从脑垂体中分离出一种脑肽，叫后叶加压素。比利时科学家勒加罗发现，人过中年以后，后叶加压素的分泌量减少，这可能是记忆力衰退的一个主要原因。他对12个平均年龄为59岁的人每天喷射16目标单位的加压素，发现记忆力有明显好转。对于有些因车祸而丧失记忆的人用加压素进行治疗，原先已丧失一切记忆的人重新记起了自己的往事。

现在，加压素和戊四氮等化学物质的结构已经搞清，并开始了人工合成，对它们的生理功能进行详细研究后有可能成为加强和恢复记忆的药物。

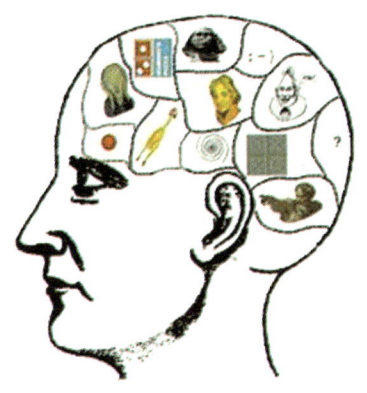

知识链接

记忆高潮

人的大脑有4个记忆高潮：清晨起床后是第一个记忆高潮，此刻学习一些难记忆而又必须记忆的东西较为适宜；上午8点至11点是第二个记忆高潮，此时大脑具有严谨而周密的思考能力；第三个记忆高潮是下午6点至8点，不少人利用这段时间来回顾、复习全天学习过的东西；睡前一小时是记忆的第四个高潮，利用这段时间对难以记忆的东西加以复习，不易遗忘。

左撇子的新发现

科普档案 ●名称：左撇子　　●特征：记忆力更强，更有运动天赋

大多数人习惯于用右手写字、拿筷子，因右手比左手灵活，如果与此相反，我们就称这些人为"左撇子"。据科学家统计，在人类中大约有4%的人是左撇子。

你可能已经注意到，大多数人习惯于用右手写字、拿筷子，大多数人的右手比左手灵活，如果相反的话，我们常称他们为"左撇子"。据科学家统计，在人类中大约有4%的人是左撇子。

对一般人来说，右手比左手灵活，这是为什么呢？这不仅仅是习惯上的原因，而且与人脑左右两半球的功能分工有关。科学研究表明，人的大脑两半球各部位的功能是不尽相同的，而且有分工。总体上讲，左半球负责人的右半身的动作；而右半球则负责左半身的动作。具体来讲，左脑支配着人的语言及与之相关的读、写、听、说和计算、口头记忆等思维活动；而右脑对记忆图形、把握空间、音乐、美术、技术等方面有较大优越性。

由于人们的大量思维活动更多地集中在左脑，所以人们的左脑相对右脑使用的频率较大。因此，右手、右眼作为左脑支配的对象，相对来说就较右脑支配的左手和左眼使用较

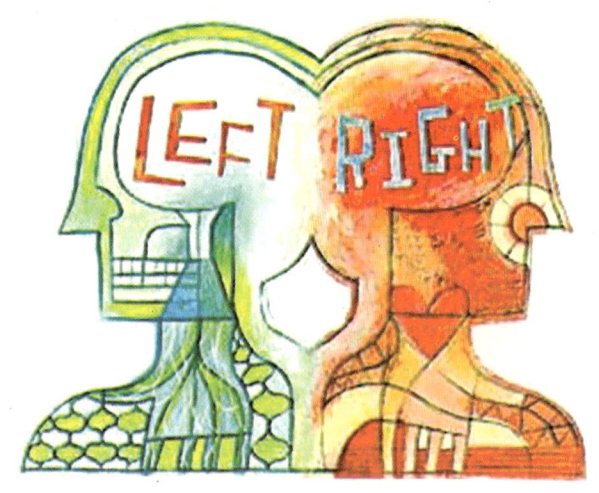
△人脑左右两半球的功能分工不同

多。懂得了这个道理,我们就能明白为什么右撇子多,左撇子少了。

虽然左撇子属于少数派,不过,如果你是个左撇子,也不要因此而烦恼。科学家们的一些研究结果表明,左撇子记忆力更强,而且更有运动天赋。

科学家认为,左撇子的记忆是事态性记忆,对事件的细节比较注重,可能就是这个因素使他们有较强的记忆力;而右撇子的记忆是非事态性的记忆,只能记起事件的大概及其内涵。根据研究,事态性记忆要靠左右半脑"通力合作"才能完成,左撇子或具有左撇子倾向的人能够很好地调动两个半脑的活动,因此能够很好地记忆事件的细节。

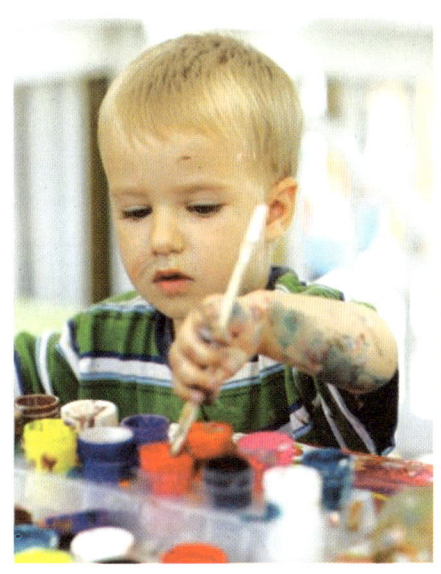
□左撇子记忆力更强,而且更有运动天赋

左撇子在体育运动方面具有天赋。具体原因是什么,有不同的解释:一种解释是这和这些人的大脑结构有关。研究发现,左撇子的胼胝体比一般人发达,能更快地在大脑两个半球之间传递信息。很多实验表明,左撇子的中枢神经系统的活动敏感性更强,这在比赛中就占有了很大的优势,因为很多比赛都是在千分之几秒之内决定胜负的。许多出色的网球运动员都是左撇子。

另一种解释是左撇子与右撇子的神经反应途径不同。这种观念认为,如打乒乓球,从"看东西"的大脑右半球到握拍的手,左撇子和右撇子的神经反应途径并不相同。右撇子必须走"右半球—左半球—右手"的路径,而左撇子直接走"右半球—左手"的路线,神经反射直接从右半球传到左手,其中少了一个环节,所以速度比较迅捷。

关于左撇子形成的原因也存在不同说法。有人用显性基因和隐性基因来解释左、右撇子的成因。右撇子基因是显性的,而左撇子基因是隐性的,只有在特殊的基因配对中,左撇子隐性基因的性状才得以显示,所以在总人口中，左撇子占少数。

另有研究报道，一个人习惯使用左手或右手，是由单一基因决定的，医学界正在努力寻找这个基因。曾有人对100对左撇子夫妇及其父母、子女进行研究发现，从双亲遗传到这个基因的，天生就惯用右手；没有这个基因的，则可能惯用左手，也可能惯用右手。82%的人至少有一个这种基因，因而成为"右撇子"；18%的人没有这个基因，其中一半成为惯用右手者，另一半或是惯用左手，或是两手都擅用。这一研究解释了同卵双胞胎的惯用手不同的原因。

还有人从头发的旋向研究可能控制"左撇子"性状的基因。美国专家克拉尔通过在人群密集的机场、超市对人的头发的旋向进行观察后发现，95%的右撇子头发都是顺时针方向旋转的，而左撇子和左右手都很灵活的人，头发顺时针和逆时针旋转的各占一半。克拉尔认为，人体内可能存在这样一个基因，它有两种表现形式：一种带有头发右旋的特征信息，另一种则带有头发随机旋向的特征信息。正是这个基因控制人的用手偏向性与头发的旋向。前一种表现形式属于显性，后一种表现形式则属于隐性。拥有1个或两个都是右旋信息基因的人必定是右撇子，头发顺时针旋转；带有两个随机旋向特征信息基因的人才有可能不一定为右撇子，而是成为左撇子或右撇子的概率各占一半。这一理论与单一基因决定的理论有些不同，但同样可以解释一卵双胎左、右撇子各半的现象。因为他们都带有两个随机旋向特征信息基因，按概率出现一半左撇子，一半右撇子。这个基因究竟是什么，仍有待科学家不断努力去最终揭开谜底。

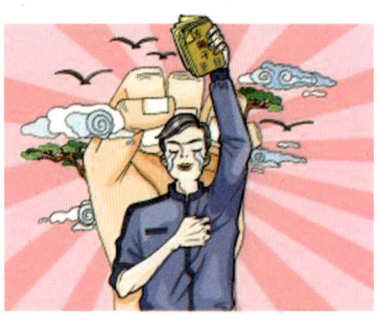

知识链接

国际左撇子日

1975年8月13日，美国堪萨斯州托佩卡市的一群左撇子建立了名叫"左撇子国际"的组织，他们设想把全世界的"左撇子"联合起来，共同争取"左撇子"的权益。1年后，该组织举行庆祝活动，并将1976年8月13日确定为第一个"国际左撇子日"。

人体离不开微生物

科普档案 ●名称：微生物　　●作用：抗菌、产生并帮助营养物质进行代谢、防癌等

> 微生物是许多疾病的元凶，每一个人的身上都有千千万万个微生物，但你不必担心害怕，因为许多微生物对人是很友好的，一旦离开它们，人还会有生命危险呢！

近代医学一个重要的里程碑，就是对微生物与疾病之间关系的了解。知道微生物是许多疾病的元凶后，科学家们便着手研究各种杀菌和抗菌的方法，以避免或治疗微生物感染的问题。其实，每一个人的身上都有千千万万个微生物，但你不必担心害怕，因为许多微生物对人是很友好的，一旦离开它们，人还会有生命危险呢！

人自出生、发育、成熟，直到生命的最后一刻，无不与微生物共存。从我们出生的那一刻，各种微生物就借着食物和空气不断地进入人体任何一个与外界相通的管道。不少微生物因而成了人体的常住"居民"，它们分布在人体的各个部位。比如，人体的肠道内至少有100～500种微生物，每克大便中大约有1000亿个微生物。

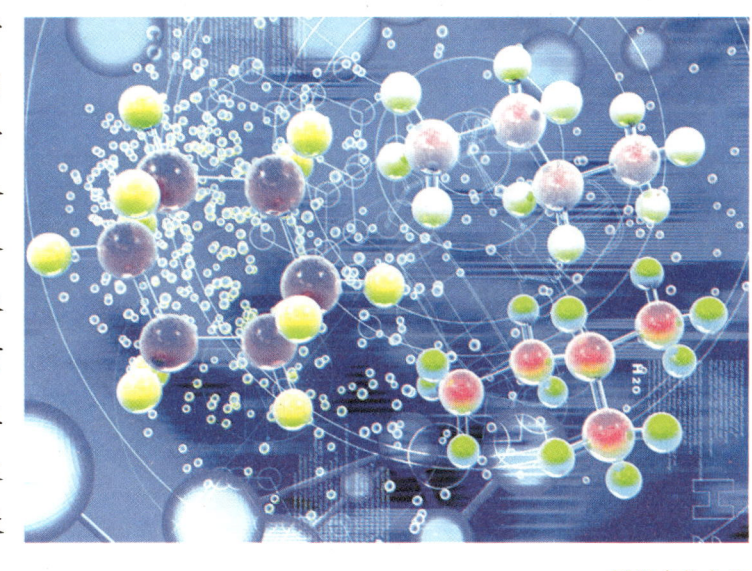
□微生物分子

奥妙无穷的人体秘密

人体离不开微生物

人体微生物中的大多数不但对人体无害，而且还是人体的好朋友。有的微生物能在皮肤或黏膜表面形成一层菌膜屏障，防止外来致病菌的入侵，并能产生一些抗菌物质，抑制甚至杀死入侵的致病菌；有的微生物能产生一些人类需要的营养物质；有的能帮助蛋白质、脂类和胆固醇的代谢；有的还能防止体内致癌物质的产生，起到防癌作用，还有重要的是正常微生物能够增强人体免疫力。

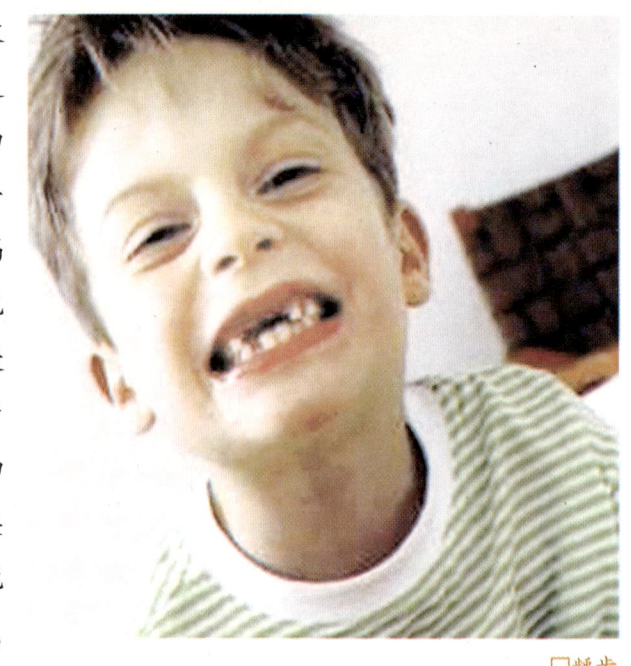
□龋齿

人的皮肤是多种微生物的栖息地。链球菌、大肠杆菌和霉菌等经常在那里活动。万一皮肤受到损伤，致病菌会侵入伤口，引起化脓感染。打针时之所以要用酒精消毒皮肤，就是为了防止皮肤上的微生物随着注射器的针眼进入人体。人的疱疹病毒可以长期生活在口唇周围的皮肤上，不过在一般情况下它们不会致病，只有当人的抵抗力下降时才引起疱疹病。

龋齿是少年儿童中最常见的一种牙病。现在科学家已经在龋齿病人的口腔中找到了罪魁祸首——一种叫变形链球菌的微生物。医生在给龋齿病人治病时，总是试图将这种链球菌清除掉。其实，变形链球菌本来就是人体口腔内的常住"居民"，是很难彻底清除的。我们只要养成饭后漱口、睡前刷牙的卫生习惯，减少口腔中变形链球菌的数量，使它们恢复正常数量，这种链球菌便能和人体和平共处了。

呼吸道是人体内部直接与外界相通的地方，那里也是微生物活动的舞台。在这些微生物中，有些是常住"居民"，有些是匆匆来去的"过路客"。其中，有些成员会引起肺炎、肺结核、白喉和流行性感冒等疾病，但绝大多数微生物有阻止外来微生物入侵的作用。

人体已成为许多微生物安居乐业的场所,这些微生物也成了人体的终身伴侣。但是,微生物和人体并不总是友好相处的,特别是一些致病菌遇到适宜的时机,如人体服用的抗生素过多、皮肤破裂、人体过度疲劳等,它们就会兴风作浪,使人得病。至今,大部分的人体微生物对我们仍然是一个谜。这是因为人体中的微生物很难研究,大约只有1%的细菌可以在实验环境中存活。

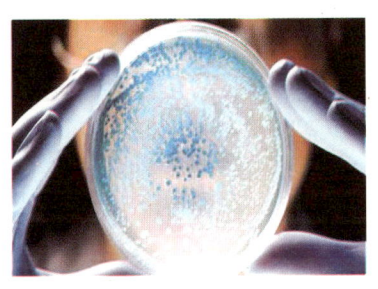

📖 知识链接

栖息于人体的微生物

一个健康成人全身细胞总数约10万亿,而全身栖息的微生物总数约100万亿,相当于自身细胞总数的10倍。据统计,人体正常菌群总量重达1271克,其中肠道1000克,皮肤200克,口腔、上呼吸道和阴道各占20克,鼻腔10克和眼部1克。

梦的益处

科普档案 ●名称：梦　　●作用：保证肌体正常活力、调节大脑健康发育、维持正常思维

> 人类对做梦的较为严谨的科学研究始于17世纪。1886年，梦学专家罗伯特认为，人在一天的活动中有意或无意地接触到无数的信息，必须经过做梦把这些信息释放一部分，这就是著名的"做梦是为了忘记"的理论。

做梦是人体一种正常的、必不可少的生理和心理现象。人入睡后，一小部分脑细胞仍在活动，这就是梦的基础。人为什么会做梦？梦有什么意义？梦对人有什么影响？千百年来，占梦学家、心理学家及神经生物学家一直为此苦苦求索。

人类对做梦的较为严谨的科学研究始于17世纪。1886年，梦学专家罗伯特认为，人在一天的活动中有意或无意地接触到无数的信息，必须经过做梦把这些信息释放一部分，这就是著名的"做梦是为了忘记"的理论。在罗伯特以后不久，又出现了弗洛伊德心理学解梦理论，弗洛伊德认为，人不停地产生着愿望和欲望，这些愿望和欲望在梦中通过各种伪装和变形表现和释放出来，这样才不会闯入人的意识把人弄醒。也就是说，梦能够帮助人排除意识体系无法接受的那些愿望和欲望，是保护睡眠的卫士。弗洛伊德的理论从20世纪初一直流行到60年

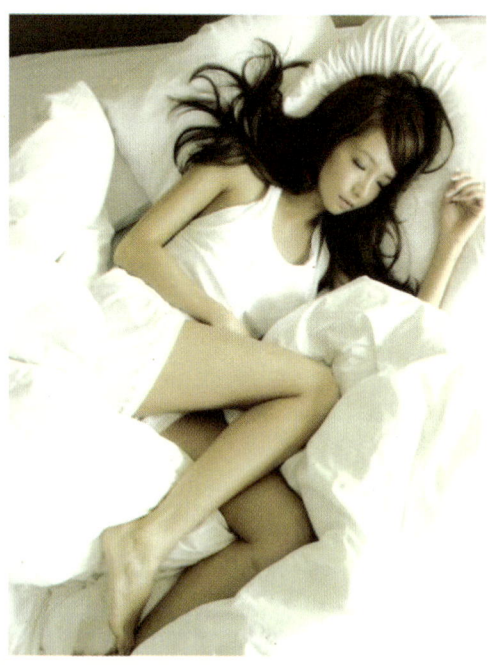

□ 做梦是人体一种必不可少的现象

代，后来世界上对梦的研究慢慢地离开心理学领域，进入生物学领域，做梦从此被视为一种生物现象。

法国神经生物学家米歇尔·儒韦是梦学研究的国际知名专家，他于1959年把有梦定义为"反常睡眠"。儒韦通过脑电图测试发现，人每隔90分钟就有5~20分钟的有梦睡眠，仪器屏幕上反映的信号不同，显示了人在睡眠中大脑活动的变化。如果在脑电图的电波上显示无梦睡眠时把接受测试的人唤醒，他会说没有任何梦境；假如在显示有梦睡眠时唤醒他，他会记得刚刚做的梦。此外，研究人员采用X线断层摄像仪测试发现，大脑在有梦睡眠阶段的图像接近于清醒时的图像。

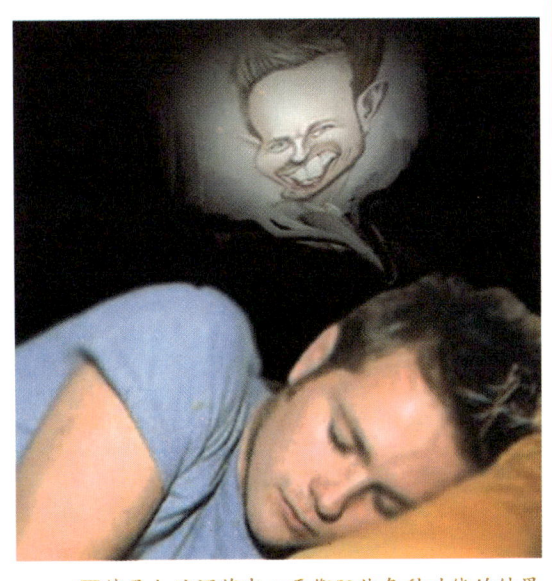

□梦是大脑调节中心平衡肌体各种功能的结果

随着现代心理学的进展，对梦的研究越来越深入，千百年笼罩在梦境中的神秘面纱被渐渐揭开，"有梦睡眠有助于大脑健康"，就是最近的研究结论之一。

心理学家认为，人的智能有很大潜力，一般情况下只用了不到1/4，另外的3/4潜藏在无意识之中，而做梦便是一种典型的无意识活动，通过做梦能重新组合已有的知识，把新知识与旧知识合理地融合在一起，最后存入记忆的仓库中，使知识成为自己的智慧和才能。另外，梦境可帮助你进行创造性思维，许多著名科学家、文学家的丰硕成果，有不少成绩亦得益于梦的启迪。

科学工作者做过一些阻断人做梦的实验。即当睡眠者一出现做梦的脑电波时，就立即被唤醒，不让其梦境继续，如此反复进行，结果发现对梦的剥夺，会导致人体一系列生理异常，如血压、脉搏、体温及皮肤的电反应能力均有增高的趋势，自主神经系统机能有所减弱，同时还会引起人的一系列不良心理反应,如焦虑不安、紧张、易怒、感知幻觉、记忆障碍、定向障碍等。显而易见,正常的梦境活动,是保证肌体正常活动的重要因素之一。

临床医生发现,有些患有头痛和头晕的病人,常诉说睡眠中不做梦或很少做梦,经诊断检查,证实这些病人脑内轻微出血或长有肿瘤。医学观察表明,痴呆儿童有梦睡眠明显地少于同龄的正常儿童,患慢性脑综合征的老人,有梦睡眠明显少于同龄的正常老人。最近的研究成果亦证实了这个观点,即梦是大脑调节中心平衡肌体各种功能的结果,梦是大脑健康发育和维持正常思维的需要。倘若大脑调节中心受损,就形成不了梦,或仅出现一些残缺不全的梦境片断,如果长期无梦睡眠,倒值得人们警惕了。当然,若长期噩梦连连,也常是身体虚弱或患有某些疾病的预兆。

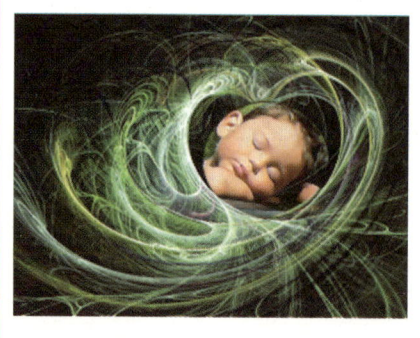

知识链接

独立存在的内视系统

研究人员发现,大脑中负责看梦中景象和看外部视觉景象的视觉神经系统原来是各自独立存在的。看梦的内视系统被证实独立存在以后,就能够解释为什么我们在梦中会有扩大的情感,为什么能接受那些不合理的古怪情节及紊乱的时空观念。

细胞的发现

科普档案 ●名称:细胞 ●结构:细胞壁、细胞膜、细胞质、细胞核、细胞骨架

> 最早提出"细胞"概念的是17世纪末的英国科学家胡克,他用自制显微镜看到了软木薄片上有许多蜂窝状的小室,他把这些小室称为"细胞"。胡克对细胞的描绘,是人类对生物细胞的首次发现和观察记录。

人类对于客观规律的正确认识,不会凭空产生,而是在实践中探索出来的,人们对细胞世界的认识也不例外。细胞学的发展是和显微镜的发展联系在一起的。

早在细胞发现之前,人们已对人体的构造进行了研究。11世纪,我国已有根据实物绘制的人体解剖图谱。1543年,比利时解剖学家维萨里发表了《人体的构造》,逐步建立了解剖学。但维萨里本人却受到宗教迫害,1564年死在流放途中。他的学生继续他的工作,终于以事实证明了教会的荒谬无知。1604年,英国医生哈维正式在伦敦开设解剖学讲座。1625年,他又用实验的方法发现了血液循环。科学家在解剖学上的胜利,不仅为解剖学的发展扫清了道路,也为人类探索细胞世界打下了基础。但是由于人眼的分辨率只有100微米,不能看到小于100微米的物体。而组成动植物身体的大多数细胞才20~30微米。因此,在显微镜发明之前,还不可能知道细胞是什么东西。

最早提出"细胞"这一概念的是17

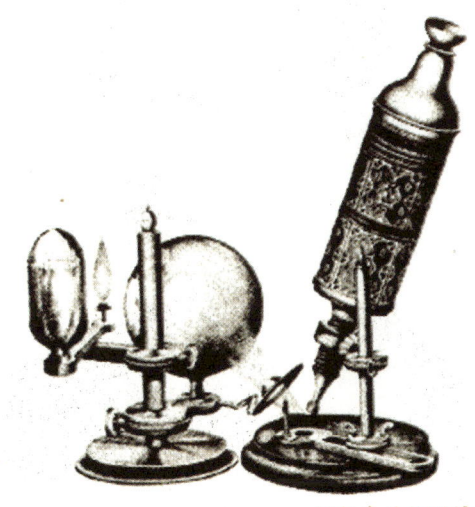
□胡克的显微镜

世纪末的英国科学家胡克,他用自制显微镜看到了软木薄片上有许多蜂窝状的小室,他把这些小室称为"细胞"。胡克当时认为,这些细胞与动物血管有类似的作用,液体在其中流动以运输养料。事实上,他当时观察到的只是木栓死细胞的细胞壁。但是,胡克对细胞的描绘,是人类对生物细胞的首次发现和观察记录。不久后,荷兰人列文虎克用自己制作的显微镜第一次看到了活细胞。

细胞的研究大门打开了。但当时所用的显微镜都是手工磨制的,时间长,价格贵,质量差,由于受到研究工具的限制,因此,在1675~1830年的150多年中,有关细胞的知识几乎没有什么进展。1830年后,随着工业生产的发展,显微镜制作克服了镜头模糊与色差等缺点,分辨率提高到1微米,显微镜也开始逐渐普及。改进后的显微镜,细胞及其内容物被观察得更为清晰。1839年,德国植物学家施莱登从大量植物的观察中得出结论:所有植物都是由细胞构成的。与此同时,德国动物学家施旺做了大量动物细胞的研究工作。当时由于受胡克的影响,对细胞的观察侧重于细胞壁而不是细胞的内含物,因而对无细胞壁的动物细胞的认识就比植物细胞晚得多。施旺进行了大量研究,第一个描述了动物细胞与植物细胞相似的情况。然而,施莱登和施旺虽然正确地指出新的细胞可以由老的细胞产生,却提出了一个错误的概念:新细胞在老细胞的核中产生,由非细胞物质产生新细胞,并通过老细胞分解而完成。由于这两位科学家的权威,使得这种错误观点统治了许多年。后来,许多研究者的观察表明,细胞的产生只能由原来存在的细胞经过分裂的方式来完成,1858年,德国病理学家魏尔肖提出了"一切细胞来自细胞"的著名论断。至此,细胞学说才全部完成。

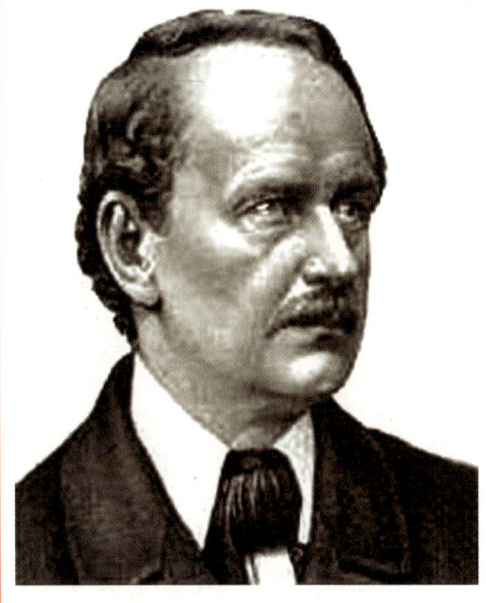

□德国植物学家施莱登

细胞学说的创立,有着巨大的哲学意义。18世纪时,差不多整个化学界和生物界对生命现象是不清楚的,认为是上帝创造天下,许多反科学的迷信论断遮住了人们的双眼。细胞的发现使人们从表面上无限多样的生物世界中看到了它的统一性,尤其是施旺和施莱登宣布,从单细胞生物到高等动植物,包括人在内的所有生物都是由细胞组成的。人们终于明白了,世界上的万物都是由细胞组成的,并不是由哪个神灵凭空创造出来的。

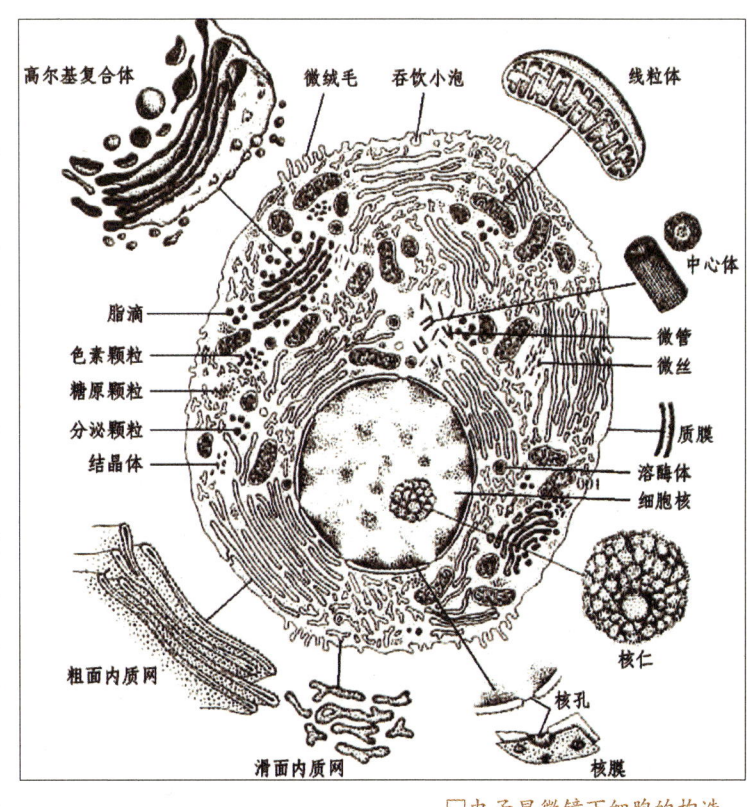
□ 电子显微镜下细胞的构造

细胞学说的创立,也是生物科学发展的一个里程碑,对生物科学的发展有着深远的影响。人们开始对各种有机体的细胞组成进行广泛的研究。1870年发明了切片机,能把组织的细胞群体切成几微米的薄片供显微镜观察;新的工业染料的发现与合成,使细胞能被有效地染上颜色,在显微镜下观察就显得更为清晰。光学显微镜提供了研究细胞结构的重要手段,人们逐步认识了细胞核及其作用。

20世纪40年代后,电子显微镜得到广泛使用,借助于这种高科技工具,人体细胞的奥秘终于大白于天下。其实,人体细胞大小不一,形态各异,更不是个简单的小水囊。如上皮细胞是扁平的,腺体细胞是高柱状的,红细胞像个扁扁的小圆盘子,而神经细胞却像个张牙舞爪的大章鱼。

大部分细胞都由三部分组成：细胞核、包在核外面的细胞质及细胞表面一层薄而略有弹性的细胞膜。细胞核一般是圆形或椭圆形，它含有一个或一个以上颜色稍深的圆形小体，称为核仁；还有一些非常纤细的像线那样的东西，叫作染色体。人的所有遗传信息——基因都储存在染色体上。人体的体细胞染色体数目为23对，其中22对为男女所共有，称为常染色体；另外一对为决定性别的染色体，男女不同，称为性染色体。男性为XY，女性为XX。

人体细胞的寿命长短不一。肠黏膜细胞的寿命为3天，肝细胞寿命为500天，而脑与骨髓里的神经细胞的寿命有几十年，同人体寿命几乎相等。人体血液里的红细胞寿命大约只有120天。同是血液里的一种白细胞——粒细胞的寿命却不到1天。

细胞是生命的基本单位，而细胞的特殊性会决定个体的特殊性，因此，对细胞的深入研究是揭开生命奥秘、改造生命和征服疾病的关键。现在，细胞生物学已经成为当代生物科学中发展最快的一门尖端学科。20世纪50年代以来诺贝尔生理与医学奖大多授予了从事细胞生物学研究的科学家。

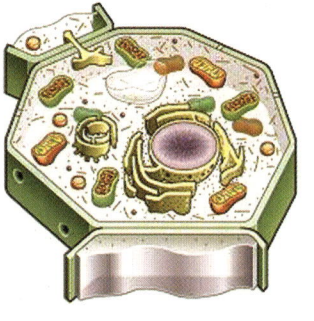

知识链接

建立细胞学说的意义

由于细胞的发现，人们不仅知道一切高等有机体都是按照一个共同的规律生长发育的，而且通过细胞的变异，不断地改变自己，并向更高的生命层次迈进。由于细胞学说的建立有力地推动了生物学的发展，恩格斯把细胞学说誉为19世纪自然科学的三大发现之一。

病毒的发现

科普档案 ●名称：病毒 ●特点：形体微小、无细胞构造、只含单一核酸等

> 病毒是一种比细菌更小的生物，与细菌不同之处在于病毒没有一套完整的新陈代谢系统，不能独立生存或繁殖。因此，病毒需进入寄主细胞来繁殖，并赖以生存。

病毒是一种比细菌更小的生物，与细菌不同之处在于病毒没有一套完整的新陈代谢系统，不能独立生存或繁殖。因此，病毒需进入寄主细胞来繁殖，并赖以生存。

病毒在自然界分布广泛，可感染细菌、真菌、植物、动物和人，常引起宿主发病。但在许多情况下，病毒也可与宿主共存而不引起明显的疾病。关于病毒所导致的疾病，早在公元前2世纪的印度和中国就有了关于天花的记载。但直到19世纪末，病毒才开始逐渐得以发现和鉴定。

在病毒大家庭中，有一种病毒有着特殊的地位，这就是烟草花叶病毒。无论是病毒的发现，还是后来对病毒的深入研究，烟草花叶病毒都是病毒学工作者的主要研究对象，起着与众不同的作用。

1886年，在荷兰工作的德国人麦尔把患有花叶病的烟草植株的叶片加水研碎，取其汁液注射到健康烟草的叶脉中，能引起花叶病，证明这种病是可以传染的。通过对叶子和土壤的分析，麦尔指出烟草花叶病是由细菌引起的。

1892年，俄国的伊万诺夫斯基重复了麦

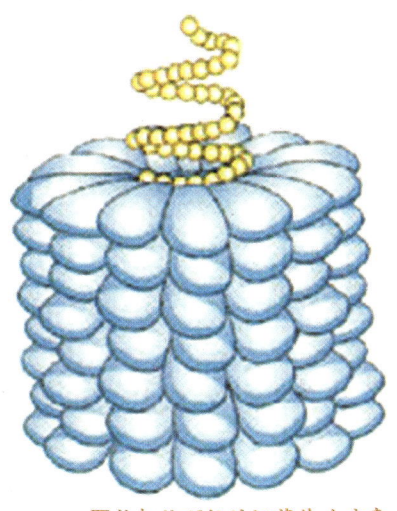

□长杆状颗粒的烟草花叶病毒

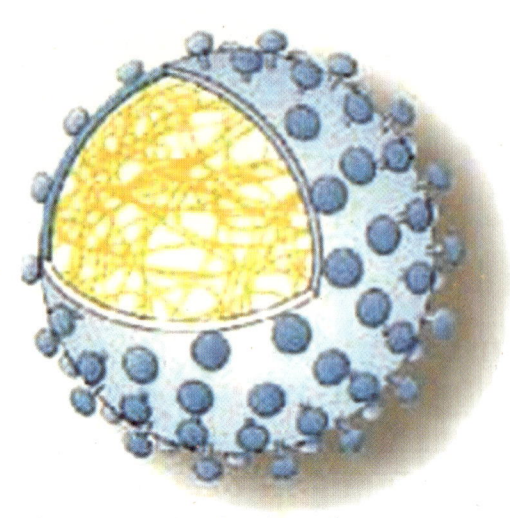

□ 球状颗粒状的番茄黄化花叶病毒

尔的试验，证实了麦尔所看到的现象，而且进一步发现，患病烟草植株的叶片汁液，通过细菌过滤器后，还能引发健康的烟草植株发生花叶病。这种现象起码可以说明，致病的病原体不是细菌，但伊万诺夫斯基将其解释为是由于细菌产生的毒素而引起的。当时，细菌学之父巴斯德已经提出了细菌致病说。因此，伊万诺夫斯基并未能做进一步的思考，从而错失了一次获得重大发现的机会。

1898年，荷兰细菌学家贝杰林克同样证实了麦尔的观察结果，并同伊万诺夫斯基一样，发现烟草花叶病病原能够通过细菌过滤器。但贝杰林克想得更深入。他把烟草花叶病株的汁液置于琼脂凝胶块的表面，发现感染烟草花叶病的物质在凝胶中以适度的速度扩散，而细菌仍滞留于琼脂的表面。从这些实验结果，贝杰林克指出，引起烟草花叶病的致病因子有三个特点：能通过细菌过滤器，仅能在感染的细胞内繁殖，在体外非生命物质中不能生长。根据以上特点，贝杰林克提出这种致病因子不是细菌，而是一种新的物质，贝杰林克把它称为"过滤性病毒"。后来去掉了"过滤"一词，简称"病毒"。

神奇的病毒"诞生"了。几乎是同时，德国细菌学家勒夫勒和费罗施发现引起牛口蹄疫的病原也可以通过细菌过滤器，从而再次证明伊万诺夫斯基和贝杰林克的重大发现。

1901年，美国的细菌学家里德证明了黄热病是由病毒引起的。这是第一个被证明的人类病毒症。随着新技术的应用，到1931年已发现40种病是由病毒引起的。

1935年，美国化学家斯坦利首次提纯出烟草花叶病毒结晶，指出病毒是"一种自动催化蛋白质，目前可以认为它只有生活在活细胞中才能繁殖"。他因此荣获了1946年诺贝尔化学奖。

电子显微镜研制成功以后，科学家们终于看到了烟草花叶病毒的真实面目：没有典型的细胞结构，形态很小，一般只有0.08~0.3微米，主要成分是核蛋白，外表是蛋白质壳，里面装有核酸。它寄生于细胞中，离开了细胞就没有生命表现。

由于病毒的结构和组成简单，有些病毒又易于培养和定量，因此从20世纪40年代后，病毒始终是分子生物学研究的重要材料。此后，大多数能够感染动物、植物或细菌的病毒在这数十年间被发现。1983年，法国巴斯德研究院的蒙塔尼和他的同事弗朗索瓦丝首次分离得到了一种攻击人体免疫系统，使人体成为各种疾病载体的病毒——艾滋病毒。他们二人因此荣获了2008年的诺贝尔生理学与医学奖。

病毒的研究对防治人类、植物和动物的疾病做出了重要贡献。如病毒疫苗的发展，利用昆虫病毒作为杀虫剂等。其实病毒也并非一无是处，它在人类生存和进化的过程当中扮演了不同寻常的角色，包括人类在内的脊椎动物直接从病毒那里获得了100多种基因，而且人类自身复制DNA的酶系统，也来自于病毒。

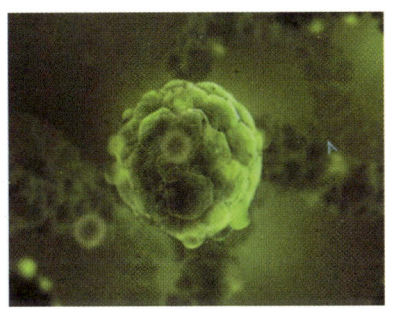

知识链接

病毒改造

随着人类对病毒感染过程认识的不断加深，再加上已经掌握的大量基因技术，一些科学家认为，病毒是攻击癌细胞最理想的生物武器。因为它们最擅长的就是杀死细胞。此外，科学家们已经不再需要依赖自然界的病毒，而可以对其进行改造，进而造福人类。

染色体的发现

科普档案 ●名称:染色体 ●成分:脱氧核糖核酸、蛋白质 ●性质:各生物的染色体数目恒定、可自由组合

染色体是存在于细胞核中能被碱性染料染色的丝状或棒状体,细胞分裂时可观察到,由核酸和蛋白质组成,是遗传的主要物质基础。

染色体的发现经历了一段漫长的过程。早在19世纪中叶,生物学家们在显微镜下,就已经观察到了细胞里有细胞核。而且,令人振奋的是如果把一个细胞分成两半,一半有完整的细胞核,一半没有细胞核,同时,可以发现有细胞核的那一半能够生长分裂,而没有细胞核的那一半就不行了。令人遗憾的是,由于细胞基本上是透明的,即使是在显微镜下也不大容易看清它的精细结构,所以在很长一段时间内,人们都没有弄清楚细胞核分裂的机理。

直到1879年,一位叫弗莱明的德国生物学家发现,利用碱性苯胺染料可以把细胞核里一种物质染成深色,这种物质称作染色质。1882年,弗莱明更加详细地描述了细胞分裂过程。细胞开始分裂的时候,染色质聚集成丝状,随着分裂过程的进行,染色质丝分成数目相等的两半,并且形成两个细胞核。这种分裂过程称作有丝分裂。1888年,染色质丝被称作染色体。人们发现,各种生物的染色体数目是恒定的。在多细胞生物的体细胞中,染色体的数目总是复数。例如,人的体细胞染色体数目

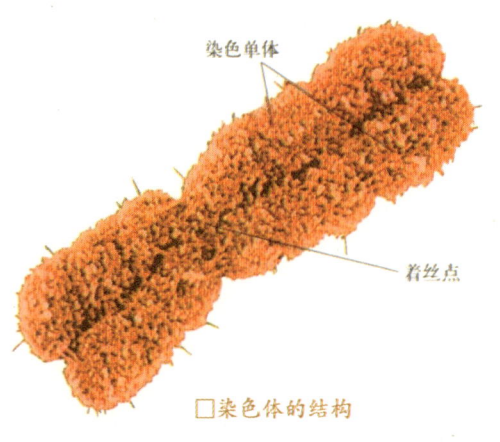

□染色体的结构

为46,果蝇为8,玉米为20等。其中,具有相同形状的染色体又总是成对存在着。因此,人的染色体为23对,果蝇为4对,玉米为10对。追溯每一对染色体的来源,其中一个来自精子,一个来自卵子。成对的染色体互为同染色体。细胞中成对染色体一般说来是相似的,但有一个例外,就是性染色体。人有23对染色体,其中22对男女都一样,称为常染色体。另一对男女不一样,就是性染色体。女人的一对性染色体,形态相似,称为X染色体。男人的一对性染色体,一个为X染色体,另一个为Y染色体。XX为女性,XY为男性。

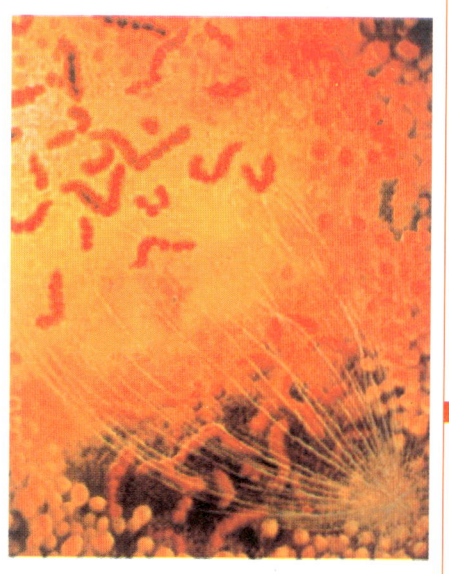
□分裂期的染色体

1903年,美国生物学家萨顿最早发现了染色体行为和孟德尔因子的分离组合之间存在着平行关系。首先,每条染色体有一定的形态,在连续的世代中保持稳定;每对基因在杂交中保持它们的完整性和独立性。其次,染色体成对存在,基因也成对存在;在配子中,每对同源染色体只有其中一条,每对等位基因也只有一个。最后,不同的等位基因在配子形成时是独立分配的,不同对染色体在减数分裂后期的分离也是独立的。1906年,英国生物学家本特森在几种植物中发现了几个"连锁群",但他拒绝接受染色体学说,而是固执地认为,基因的物质基础在细胞结构中没有任何直接的证据。但是,不管怎样,萨顿的假说还是引起了广泛的注意,因为染色体是细胞中可见的结构,这个假说十分具体。要证实这个假说,需要把一些特定的基因与特定的染色体联系起来。首先做到这一点的,是美

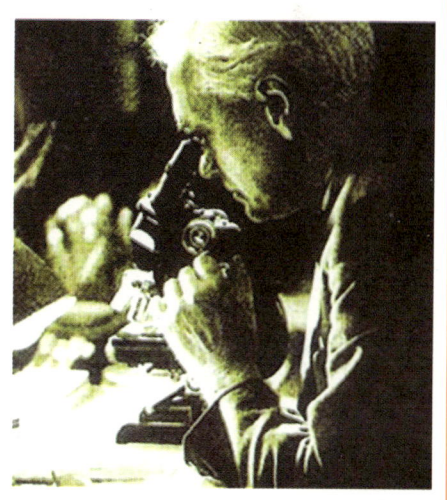
□德国生物学家弗莱明

国生物学家摩尔根。

20世纪初,由于摩尔根对果蝇的研究,在遗传因子和染色体方面取得了令世人震惊的重大进展。摩尔根发现,代表生物遗传秘密的基因的确存在于生殖细胞的染色体上。而且,他还发现,基因在每条染色体内是直线排列的。染色体可以自由组合,而排在一条染色体上的基因是不能自由组合的。摩尔根把这种特点称为基因的"连锁"。摩尔根在长期的试验中还发现,由于同源染色体的断离与结合,而产生了基因的互相交换。不过交换的情况很少,只占1%。连锁和交换定律,是摩尔根发现的遗传第三定律。

摩尔根于20世纪20年代创立了著名的基因学说,揭示了基因是组成染色体的遗传单位,它能控制遗传性状的发育,也是突变、重组、交换的基本单位。

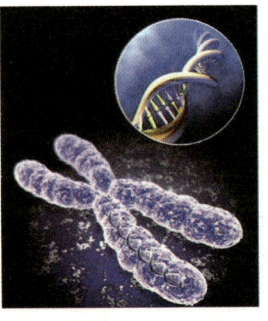

知识链接

Y染色体危机

科学家研究发现,Y染色体比X染色体的演化速度快多,这将导致Y染色体上的基因急剧丢失。从3亿年前到现在,人类Y染色体的1438个基因已失去1393个。照此速度,再过1500万年,Y染色体将失去最后45个基因。Y染色体消失,人类的传宗接代将受到威胁。

血液循环的发现

科普档案　●名称：血液循环　　●功能：完成体内的物质运输　　●发现学者：英国人哈维

血液是生命之流，它可以把营养物质输送到全身各处，并将人体内的废物收集起来，排出体外。但人体内的血液是怎样流通的呢？几千年来人们一直在不断地探索、寻找。

古希腊的医生虽然知道心脏与血管的联系，但是他们认为动脉内充满了由肺进入的空气。因为他们解剖的尸体中动脉中的血液都已流到静脉，动脉是空的。2世纪时古罗马医生盖伦解剖活动物，将一段动脉的上下两端结扎，然后剖开这段动脉，发现其中充满了血液，从而纠正了古希腊传下来的错误看法。盖伦认为，从消化管吸收的食物经门静脉运送到肝脏，在肝中转变成血液。血液由腔静脉进入右心，一部分通过纵中隔上无数看不见的小孔由右心室进入左心室。心脏舒张时，通过肺静脉将空气从肺吸入左心室，与血液混合，再经过心脏中由上帝赐给的热的作用，使左心室的血液充满着生命精气。这种血液沿着动脉涌向身体各部分，使各部分能执行生命机能，然后又退回左心室，如同涨潮和退潮一样反复运动。右心

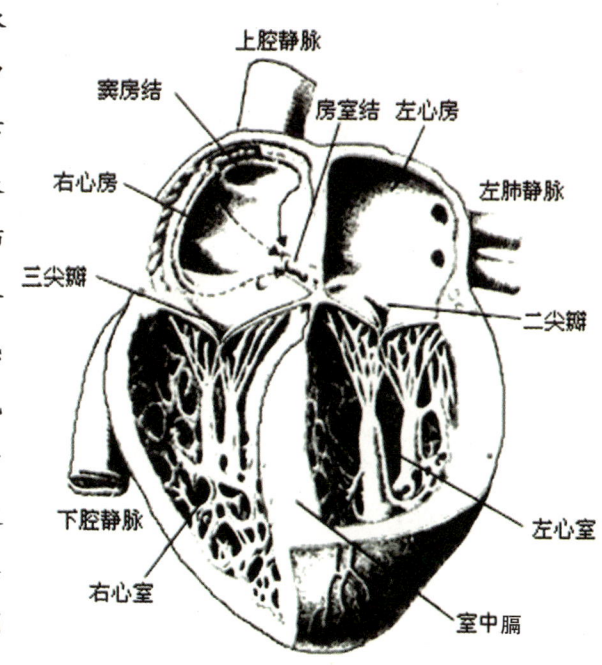
□人的心脏内部结构

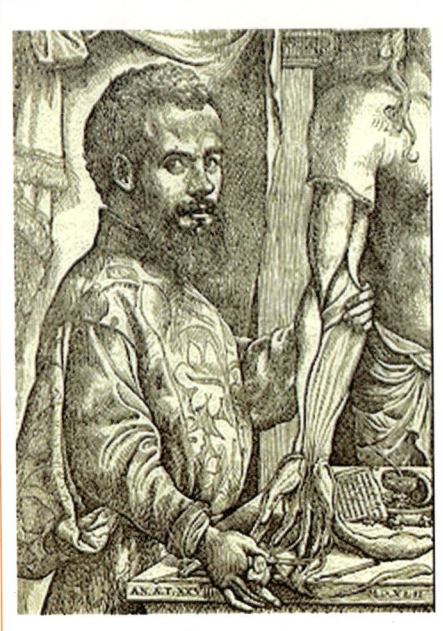

□ 比利时医生维萨里

室中的血液则经过静脉涌到身体各部分提供营养物质，再退回右心室，也像潮水一样运动。因为盖伦是继西方医学之父希波克拉底之后最著名的医学理论家，所以他的学说一直被信奉为医生和解剖学家的"圣经"，丝毫不可逾越。于是，关于血液流动的探索就此停止了1000多年。

16世纪中叶，比利时医生维萨里经过尸体解剖发现，心脏的中膈很厚，没有可见的孔道，盖伦关于左心室与右心室之间有小孔相通的观点是错误的。维萨里以大无畏的精神违反当时教会的禁令，向盖伦的理论提出了挑战，在1543年出版了《人体的构造》一书。后来他受到教会迫害，结果不明不白地死于流放途中。此后，维萨里在巴黎大学读书时结交的好友西班牙医生塞尔维特继续进行科学实验，他发现，血液从右心室经肺动脉进入肺，再由肺静脉返回左心室，这一发现被称为肺循环。可以说，塞尔维特在发现血液循环的道路上迈出了第一步。1553年，塞尔维特秘密出版了《基督教的复兴》一书，用6页的篇幅阐述了自己的发现，这触犯了当时被教会奉为权威的盖伦学说。1553年10月27日，年仅42岁的塞尔维特被宗教法庭判处火刑，活活烧死。

尽管通向真理的道路如此坎坷不平、荆棘丛生，可仍有为寻找真理而不怕艰难、不怕死亡的追求者。

1574年，意大利解剖学家法布里修斯公开出版了著作《论静脉瓣膜》。在这部书中，他详细描述了静脉内壁上的小瓣膜，它的奇异之处在于永远朝着心脏的方向打开，而向相反的方向关闭。遗憾的是，法布里修斯没有认识到这些瓣膜的意义，他仍然信奉盖伦学说。

法布里修斯去世9年后，他的学生英国人哈维经过细心的观察和长年的研究，终于建立了科学的血液循环理论。1628年，哈维发表了《动物心脏及血液运动的解剖学研究》，系统地总结了他所发现的血液循环运动的规律及其实验依据。哈维认为：血液从左心室流出，经过主动脉流经全身各处，然后由腔静脉流入右心室，经肺循环再回到左心室。人体内的血液是循环不息地流动着的，这是心脏搏动所产生的作用。

哈维发现了血液循环，但是在当时的条件下，他还是为人们留下了一个没有解答的谜，那就是血液是怎样从动脉流回静脉去的呢？哈维猜想，在动脉和静脉之间一定有一个肉眼看不见的起连接作用的血管网。由于当时没有显微镜，因此无法证实这一假说。1661年，在哈维去世4年后，这个谜终于由意大利科学家马尔比基揭开了。他用显微镜观察到青蛙肺部动、静脉之间的毛细血管，正是这些微细血管把动脉和静脉连接成一个密封管道，使血液在其中循环不息，从而完全证明了哈维的正确推断。至此，科学的血液循环理论终告完成。

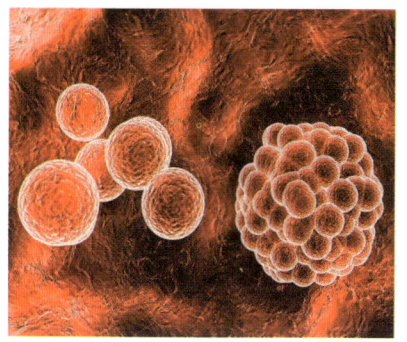

知识链接

血液循环的功能

血液循环的主要功能是完成体内的物质运输。血液循环一旦停止，体内一些重要器官的结构和功能将受到损害，尤其是对缺氧敏感的大脑皮层，只要大脑中血液循环停止3~10分钟，人就丧失意识；血液循环停止4~5分钟，半数以上的人发生永久性的脑损伤；停止10分钟，即使不是全部智力毁掉，也会毁掉绝大部分。

蛋白质的发现

科普档案 ●名称：蛋白质　●功能：构造人的身体，载体的运输，维持体液的酸碱平衡等

> 蛋白质是一切生命的物质基础。人体的每个组织：毛发、皮肤、肌肉、骨骼、内脏、大脑、血液、神经、内分泌等都是由蛋白质组成的。生命的产生、存在和消亡，无一不与蛋白质有关。

研究生命物质的初期，化学家们就发现了一类性质奇特的物质。在加热时，这类物质由液态变为固态，而不是由固态变为液态。蛋清、奶里面的酪蛋白和血液里的球蛋白，就是呈现这种特性的物质。1777年，法国化学家麦夸尔把所有加热后凝固的物质归为特殊的一类，称为蛋白物质。当19世纪的有机化学家们着手分析蛋白物质的时候，发现这些化合物比其他有机分子复杂得多。1839年，荷兰化学家马尔德认为，蛋白物质的基本成分是碳、氢、氧、氮，他还给了一个基本分子式。马尔德把这个根本的式子叫作蛋白质。这个词是由希腊语转化来的，意思是"头等重要的"。当时使用这个词，大概只是为了表明这个基本式子在决定蛋白质的结构方面是头等重要的，但是后来事物发展的结果证明用这个词来表示这些物质非常贴切。自从知道了蛋白质以后，人们很快就发现了蛋白质对于生命的重要意义。1842年，著名的德国化学家李比希

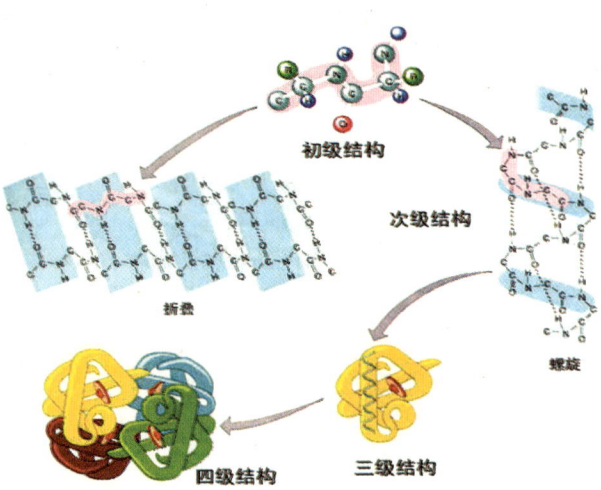

□蛋白质的结构

证实，对于生命来说蛋白质的作用甚至比碳水化合物或脂肪更为重要：蛋白质不仅供给碳、氢、氧，而且供给碳水化合物或脂肪中所没有的氮和硫，还经常供给磷。

现在我们已经知道，蛋白质占人体重量的16.3%，没有蛋白质就没有生命。人体内蛋白质的种类很多，性质、功能各异，但都是由20多种氨基酸按不同比例组合而成的，并在体内不断进行代谢与更新。被食入的蛋白质在体内经过消化分解成氨基酸，吸收后在体内主要用于重新按一定比例组合成人体蛋白质，同时新的蛋白质又在不断代谢与分解，时刻处于动态平衡中。因此，食物蛋白质的质和量、各种氨基酸的比例，关系到人体蛋白质合成的量，尤其是青少年的生长发育、孕产妇的优生优育、老年人的健康长寿，都与膳食中蛋白质的量有着密切的关系。

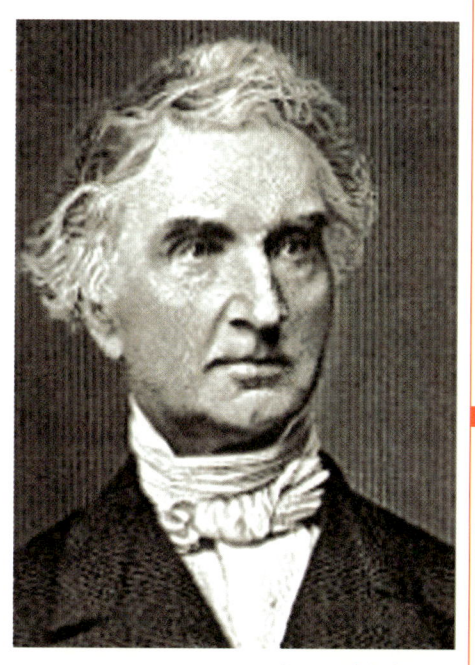

□德国化学家李比希

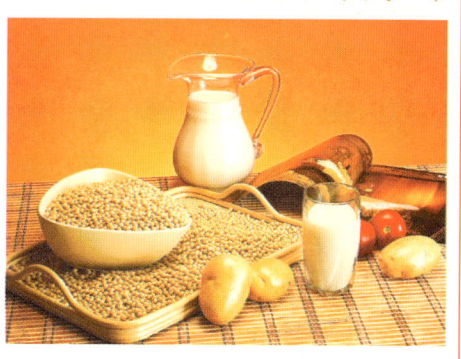

□蛋白质是人类不可缺少的物质

蛋白质被认为是"生命的载体"，是人类生活中不可缺少的物质。科学家们在开发一种新颖的高蛋白质营养食品——菌蛋白。这种菌蛋白是用微生物世界里的一批真菌——霉菌制成的。新的原料是淀粉，经生化反应制成葡萄糖，然后再转化为菌蛋白。如果在菌蛋白内加进各种香料，就能仿制成各种不同的食品。如菌蛋白制作的鸡肉、鱼丸、午餐肉、火腿等食品，味道鲜美，其色香味几乎可乱真，而且价格较真品便宜。其营养价值经化验分析，证明较真品有过之而无不及。到这种食品广泛上市时，大可不必怕买到假鸡肉、鱼丸等。

菌蛋白的蛋白质含量高达0.44‰，几乎不含脂肪，也不含胆固醇，而纤维素的含量与全麦面包一样。最令人感兴趣的是，长期食用它，不会引起人体胆固醇增加。因此，菌蛋白是一种对人体健康大有裨益的高蛋白营养食品。食品和营养学家们认为，新颖的高蛋白营养食品——菌蛋白的问世，将给人类的传统食品产生极为深远的影响。

知识链接

长寿蛋白质

2004年，日本研究人员在黄果蝇身上发现了一种长寿蛋白质。研究人员在老鼠身上进行了多次试验，这些服用过该种蛋白质的老鼠比其他老鼠寿命高出5%~10%，而且它们在死亡前一直保持旺盛的精力。这一研究成果使人们把寻找长生不老药的梦想又向现实拉近了一步。

维生素的发现

科普档案 ●名称：维生素 ●分类：脂溶性维生素（A、D、E、K）、水溶性维生素（C、B_1、B_2）

维生素是维持人体正常生理功能必需的一类有机化合物，它既不是构成人体组织的原料，也不是能量来源。人们对它的需求量很小，但它却是机体正常活动必需的营养素，必须从食物中获得。

　　维生素是维持人体正常生理功能必需的一类有机化合物，它既不是构成人体组织的原料，也不是能量来源。人们对它的需求量很小，但它却是机体正常活动必需的营养素，必须从食物中获得，因为人体真身不能合成它。机体一旦缺乏某种维生素，就会导致新陈代谢某些环节的障碍，影响正常生理功能，甚至引起特殊的疾病，危及生命。

　　人类对维生素的认识，经历了一个漫长的发展阶段。最早研究维生素的科学家，要属俄罗斯的鲁宁了。那时，世界上还没有维生素这个名字，人们也不知道维生素是什么，只知道人和动物是需要营养的，离开了糖、蛋白质、脂肪、矿物质、水这五大营养素人就不能生存。1880年，鲁宁开始做一个有意思的营养实验。他把两组老鼠分别放在两只笼子里，给它们喂相同的食物包括肉、大米、盐和水。不同的是：第一组喂的是带壳的谷子，第二组喂的是精细大米。鲁宁认为，第二组应该比第一组长

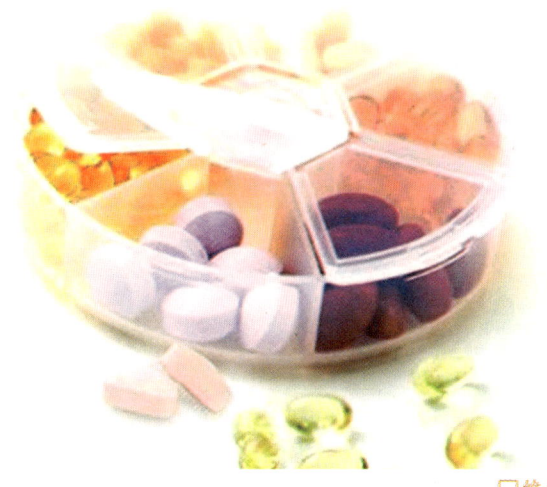

□维生素

得好，因为吃的"高级"。但是实验结果却出乎意料，吃粗粮的老鼠健康活泼，可以繁殖后代；而吃精制食物的老鼠却无精打采、四肢无力，几周后陆续死去。鲁宁不相信实验的结果，把这个实验重复了很多次，但结果却一模一样。精米为什么反而导致老鼠死亡？粗粮里有什么神奇的物质使老鼠保持健康？他产生了疑问。在以后的日子里，他反复检查了实验的各个环节，并没有发现致病细菌，没有任何资料可以解释这个奇怪的结果，他陷入了困惑。

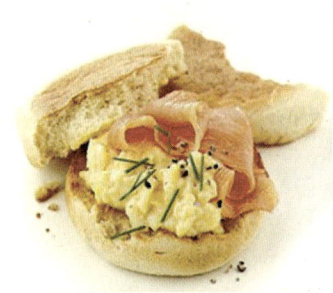
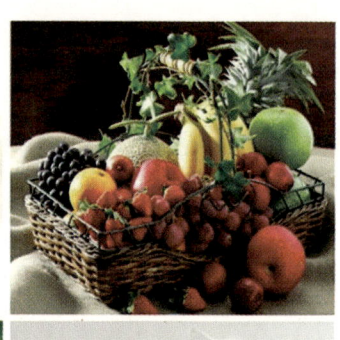
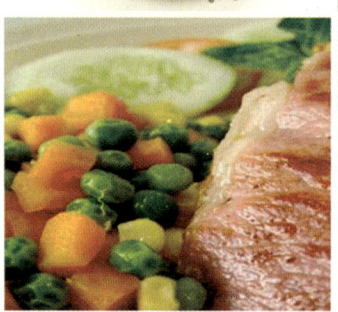
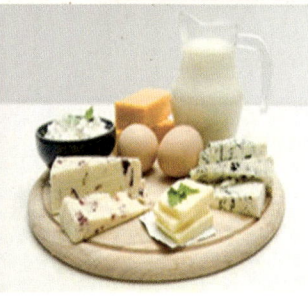

□ 维生素与蛋白质、脂肪、碳水化合物、矿物质、水和膳食纤维合称为人体需要的七大基本营养素

一天深夜，鲁宁看着实验室里的老鼠，一个笼子里活蹦乱跳，追逐游戏；另一个笼子里全身痉挛，眼神靡靡，喘息艰难，心情烦乱的他不小心把手里的牛奶泼进了奄奄一息的老鼠待的笼子里。第二天，他回到实验室，令他惊讶的是，奄奄一息的老鼠全部都活着，而且有的还竖起了耳朵，精神多了。为什么这次它们活了？难道就是因为那瓶碰翻的牛奶？于是他又给它们喂了更多的牛奶，不久这些老鼠和正常的老鼠一样了。经过多次的重复对比实验，他推测牛奶中有一种生命必需的物质，如果人类缺乏就会导致死亡。随后，不同的科学家开始重复鲁宁的实验，有人用猩猩和猴子代替老鼠，发现水果也是动物不可缺少的东西；有人发现米糠中存在一种人类和动物都不可缺少的成分。10年以后，荷兰科学家培凯哈林通过实验认为，食物的营养价值不仅仅是食物中的糖、脂肪、蛋白质、矿物质和水，还存在另外一种人体所必需的成分。

英国剑桥大学的科学家霍普金斯也做了相同的实验。他每天用不到1/3汤匙的牛奶补充到老鼠的膳食中去,它们全部成活。如果把奶粉和某些干菜的乙醇提取物加入,也会收到同样的效果。霍普金斯推测,可能是这些食物中的有机物溶解到了乙醇中,他把这些东西称为"附加食物要素"。

1911年,波兰科学家芬克在研究脚气病的时候发现食物中抗脚气病的物质可能是一种"胺"。他由此推测,有一系列维持生命和健康所必需的胺。拉丁文中"生命"一词是"维他",芬克将它与英语的"胺"这个字拼合起来,把这些物质命名为"维他命",意为"维持生命的胺"。后来,人们发现这些物质并不都是胺,于是做了适当的改动,去掉了词尾字母,使它和胺的字形不完全相符,一直沿用至今,我们称它为维他命或维生素。

维生素与蛋白质、脂肪、碳水化合物、矿物质、水和膳食纤维合称为人体需要的七大基本营养素。它的发现改变了人类的饮食方式,也改变了人们对疾病的认识,避免了众多维生素缺乏症的困扰。所以说,维生素的发现是生物史上一个重要的里程碑。

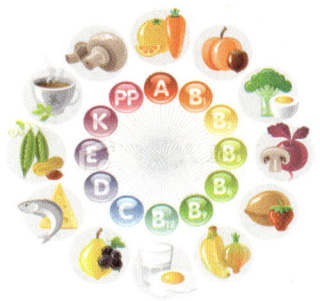

知识链接

维生素的种类

科学家们按发现时间的早晚、化学性质特点和生理作用的差异给维生素排出了族谱,分别用维生素A、B、C、D……来排序,为了区分同一类维生素的不同功用,有的还加了下标,如B_1、B_2……B_{12}。现在人们已知的维生素已超过一百多种,加上人工合成的各种衍生物,已达上千种。

激素的发现

科普档案 ●名称：激素 ●分类：类固醇，氨基酸衍生物，脂肪酸衍生物，结构为肽与蛋白质的激素

激素亦称荷尔蒙，希腊文原意为"奋起活动"，是内分泌腺分泌的物质。激素直接进入血液分布到全身，对机体的代谢、生长、发育和繁殖等起重要调节作用。

早在1888年，俄国著名的生理学家巴甫洛夫就发现：如果把盐酸放进狗的十二指肠，可以引起胰液分泌明显增加。他认为，这个现象是由于神经反射造成的。可是，实验中切除神经以后，进入十二指肠的盐酸照样能使胰液分泌增加。巴甫洛夫认为是神经没有去除干净的原因。当时还有好几个科学家也发现了类似的现象。但由于他们都拘泥于巴甫洛夫"神经反射"这个传统概念，最终失去了一次发现真理的机会。

年轻的英国生理学家斯塔林对这个问题也怀有极大兴趣，但他思想不保守，不迷信权威，大胆设想，革新实验。1900年，他以崭新的思想方法设计了实验：把一条狗的十二指肠黏膜刮下来，过滤后注射给另一条狗，结果这条狗的胰液分泌量明显增加，无论如何总不能说两条狗之间也有什么神经联系吧。但对这个实验，也有不少人持不同意见，巴甫洛夫就强烈反对。但是斯塔林

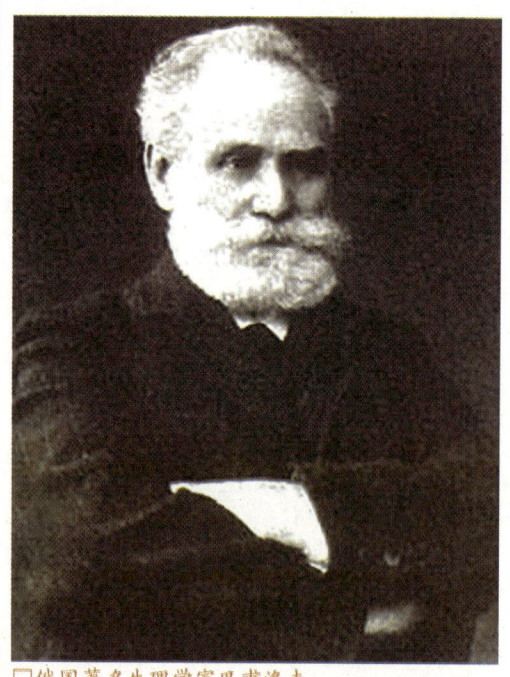
□俄国著名生理学家巴甫洛夫

不畏压力,又经过2年实验,1902年他终于和贝利斯一起证实了激素的存在。他俩在长期的观察中发现,狗进食后,胃便开足马力,把食物磨碎。当食物进入小肠时,胃后边的胰腺马上会分泌出胰液并立刻送到小肠,和磨碎的食物混合起来,进行消化活动。那么,食物到达小肠的消息,胰腺是怎样得到的呢?起初他们以为这个信息是通过神经系统来传递的,但实验结果却对此否定。尽管切除了动物体内的一切通向胰腺的神经,胰腺仍能按时把胰腺液送到小肠。他们又经过两年的仔细观察和研究,终于解开了这个谜。原来,在正常情况下,当食物进入小肠时,由于食物在肠壁摩擦,小肠黏膜就会分泌出一种数量极少的物质进入血液,流送到胰腺,胰腺接到消息后,就立刻分泌出胰液来。接着,他们把这种物质提取出来,并注入哺乳动物的血液中,发现即使这一动物不吃东西,也会立刻分泌出胰液来。于是,他们便给这种物质命名为"促胰液素"。

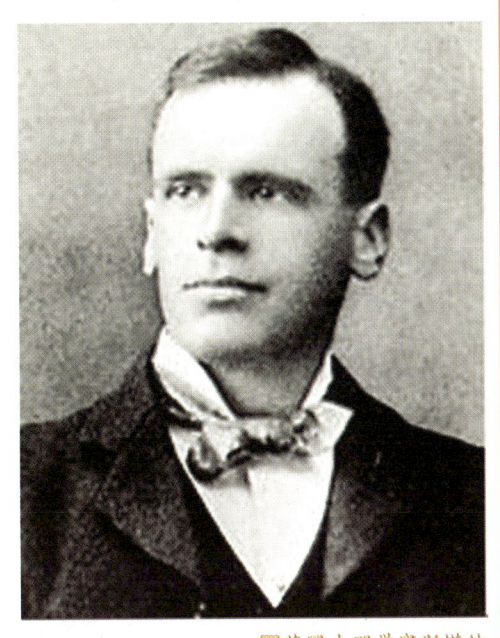
英国生理学家斯塔林

促胰液素是内分泌学史上一个伟大的发现。它表明,除神经系统外,机体还存在着一个通过化学物质的传递来调节远处器官活动的方式,即体液调节。为了寻找一个新名词来称呼这类"化学信使",斯塔林于1905年采纳了同事的建议,给这一类数量极少但有特殊生理作用可激起生物体内器官巨大反应的物质起了一个形象生动的名字——激素。

自从斯塔林和贝利斯发现第一种激素以后,世界上出现了一股寻找激素的热潮,并由此揭开了人类探索激素这类微量物质的序幕。现在,科学家们把人体的激素按化学本质分为两大类:一类是含氮物质,如蛋白质、多肽、氨基酸衍生物一类的激素;另一类是类固醇激素。第一类激素的代表是胰岛素,它由胰腺的胰岛细胞产生,对糖、脂肪、蛋白质的代谢有广泛的影响；第二类激素的代表是皮质醇，它产生于肾上腺皮质，参与葡萄糖的代谢。

　　人体内的激素含量都很低，保持在微克的水平，但它们的作用却很大，能够对肌体的代谢产生巨大的影响；激素起作用的部位不是全身普遍的，而是只作用于某些特殊的器官或组织，针对性地发挥作用。所以，这些受其作用的器官或组织，称为靶器官或靶组织。如果把神经系统比做动物和体内的有线通信系统，那么能够分泌激素的内分泌系统就好似无线电讯系统，它们都是控制全身的调节系统。

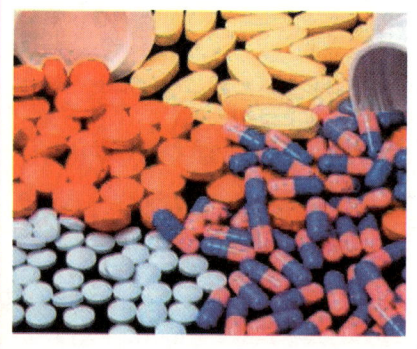

知识链接

激素对人体健康的影响

　　激素对人体健康有很大的影响，缺乏或是过多都引发各种疾病，如生长激素分泌过多就会引起巨人症，分泌过少就会造成侏儒症；而甲状腺素分泌过多就会引发心悸、手汗等症状；分泌过少就易导致肥胖、嗜睡等；胰岛素分泌不足就会导致糖尿病。现在，许多激素制剂以及人工合成产物在医学上有重要用途。

酶的发现

科普档案 ●名称：酶　●分类：氧化还原酶、转移酶、水解酶、裂合酶、异构酶、合成酶等

> 在人体中，每时每刻都在进行着各种不同的化学反应。这些化学反应都相当复杂，并且进行的速度特别快。人体里的化学反应为什么会进行得快呢？一个重要的原因就是人体中包含各种不同的催化剂——酶。

在人体里，每时每刻都在进行着各种不同的化学反应。这些化学反应都相当复杂，并且进行的速度特别快。当我们每顿饭吃下去后，食物也很快就会被消化掉，这就是一系列化学反应的结果。人体里的化学反应为什么会进行得快些呢？一个重要的原因就是人体中包含各种不同的催化剂——酶。

酶的催化作用，可以追溯到很久以前。人类早就会利用酵母使果汁和粮食转化成酒，人们把果汁和粮食变成酒的过程叫作发酵，酵母制品被称为酵素。后来人们发现，除了酵母以外，其他有机体内也存在着类似发酵过程的分解反应。例如，人和某些动物体的胃肠里就进行着这样的过程。从胃里分泌出来的胃液中，含有某种能加速食物分解的物质。1834年，德国科学家施旺把氯化汞加到胃液里，沉淀出一种白色粉末，把粉末里的汞化合物除去以后，再把剩下的粉末物质溶解，他就得到了一种消化液。但是，这种物质却并不是酵母菌分泌出来的，因为在胃液里找不到酵母菌。为了把这种物质与酵母菌分泌出来的酵素分开，施旺把这种粉末称作胃蛋白酶。与此同时，法国化学家又从麦芽提取物中发现了另外一种物质，它能使淀粉转变成糖，这就是淀粉糖化酶。

那么酶究竟是一种什么物质呢？在发现酶以后的几十年之间，科学家们一直没有将这个问题解决。科学家们曾想尽办法从磨碎的酵母液中把酶

单独分离出来,但是,谁也没能办到。因为酵母液的成分太复杂了。混在一起的物质很多,酶的含量又非常的少。但是,人们在实验中却发现,只要稍稍加热,酶就"死"了,这一点与蛋白质的特性十分相似,当时,便有人猜测:酶很可能就是蛋白质。

德国的一位化学权威——威尔斯塔特曾做了这样一个实验:在含有酶的液体

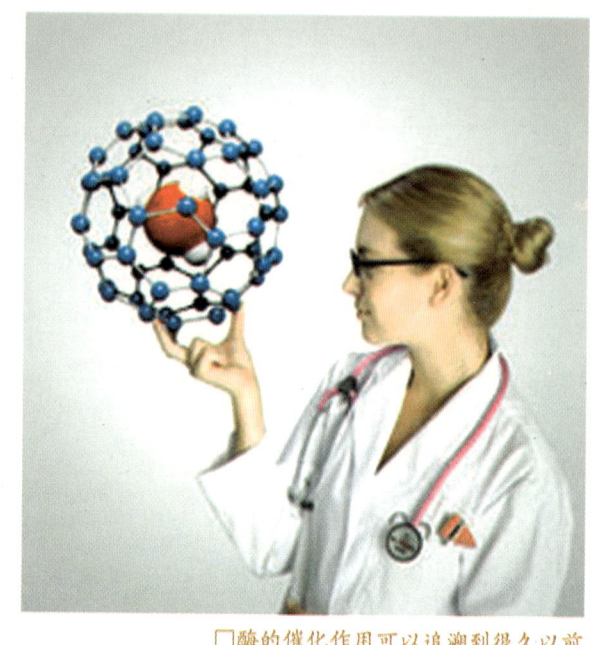

□酶的催化作用可以追溯到很久以前

中,把他自己认为是蛋白质的东西统统除掉,结果这种液体仍表现出酶的特性,这便说明剩下来的物质还是酶。既然液体中的蛋白质已经全部清除了,剩下来的酶就应该不会是蛋白质。最后他便断言:酶不是蛋白质,而是一种比较简单的化学物质。但究竟是什么物质,他却不愿意进一步做实验。因为威尔斯塔特是诺贝尔奖获得者,因此在当时很多人都非常相信他。其实,威尔斯塔特的实验是有错误的,实验中他并没有把溶液中的蛋白质全部清除掉,留下来的酶恰恰就是蛋白质,而他根本就不相信酶也是一种蛋白质,因而他得出的结论是错误的。

1926年,美国有一个叫萨姆纳的人,当时在科学界还是一个"无名小卒",他从刀豆的种子里分离出一种纯的结晶体,然后把这种结晶体放进人尿中去,这时人尿里的尿素便很快就分解成了二氧化碳和氨。萨姆纳发现,它所起的作用和当时已经知道的脲酶一样。经过进一步分析,证明这种结晶体就是脲酶。最后,萨姆纳证明了脲酶确实是一种蛋白质。他用实验结果否定了化学权威威尔斯塔特的实验结论,从而证明了酶就是蛋白质。他因此而获得了1946年的诺贝尔化学奖。

从萨姆纳证明脲酶就是蛋白质到现在,人们提取出来的酶已有1000

多种。有趣的是,人体内的每一种酶一般只对一种化学反应起作用。例如,人胃肠中的蛋白酶能加速食物中的蛋白质分解成为氨基酸,而寄生在肠道中的蛔虫也含蛋白质,胃肠中的蛋白酶对蛔虫就丝毫不起作用。如果让蛔虫遇到从木瓜树果实中提炼出来的木瓜蛋白酶,蛔虫体内的蛋白质才会被它分解得支离破碎。

在人体内的一千多种酶中,大家比较熟悉的要数消化酶。人体每日三餐从食物中吃进去许多的蛋白质、脂肪和糖类,但实际上这些东西都不能直接成为建筑身体的原料。它们要一步一步地分解成小分子,这个过程叫水解。在食物水解的过程中,就需要酶参加催化,这种起催化水解作用的酶就是消化酶。

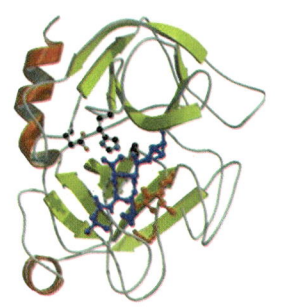

知识链接

酶

酶存在于细胞中。我们知道,人体是由亿万个细胞构成的,因此人的身体上从头发尖到脚趾尖,到处都有酶在活动。细胞既是酶的家,也是制造酶的地方,细胞中蛋白质制造厂的主要产品就是酶。在人体内的很多化学变化中,酶的需要量很少,然而催化效率却极高,大约是化学催化剂的10万亿倍。

高度发达的人脑

科普档案 ●**名称**：人脑　●**组成**：大脑、小脑、间脑、脑干　●**功能**：感觉、表达、记忆、理解、推理等

一个健康的人，不仅要有一副强健的身躯，关键还要有发育良好的大脑，它是支配人的一切活动的最高统帅。人体器官众多，机能复杂，因为有了脑的指挥，一切活动才能有条不紊地进行。

一个健康的人，不仅要有一副强健的身躯，关键还要有发育良好的大脑，它是支配人的一切活动的最高统帅。人体器官众多，机能复杂，因为有了脑的指挥，一切活动才能有条不紊地进行。如果蚊虫叮咬一个身高2米的人的脚，只要0.02秒的时间，大脑便会接到"情报"，然后用0.01秒的时间，向手掌发出"出击"的命令。人类高度发达的大脑是如何发展进化而来的呢？

我们知道，人是由低等动物逐步进化而来的，那么作为人体一部分的脑，自然也不例外了。科学家告诉我们：地球上最早的生命来自海洋，而原始海洋里最早的生命已经能够产生兴奋，并把兴奋传给别的细胞。神经细胞间的连接使之有了神经节。蚯蚓就只有脑神经节，昆虫已出现了原始的脑泡，两栖类动物已有两个大脑半球，爬行类动物才真正出现了大脑皮层。到了哺乳类动物，大脑两半球的皮层大大地扩展，脑量才迅速增加了。

人类的祖先是古猿。那么，古猿的脑子究竟怎样进化成人类脑子的呢？恩格斯在《自然辩证法》一书里明确地指出："首先是劳动，然后是语言和劳动一起，成了两个最主要的推动力，在它们的影响下，猿的脑髓就逐渐地变成人的脑髓。"因为劳动，促使人类祖先直立起来，解放了前肢，逐步形成了手。手能够制造和使用工具。长期的劳动实践使手脑的配合、各种器官的协调日趋完善；在共同的劳动中需要交流思想，于是产生了语言，语言给脑的

刺激更加频繁。这样,脑的灵敏度越来越高,思维能力也就越来越发达,终于形成了人脑。

人类有了语言和思维,相应地在大脑皮层也就出现了语言中枢。绝大多数人,语言中枢定位在左侧大脑半球,人是用大脑左半球"说话"的。这是100多年前法国神经科医生布洛卡发现的。一天,一个病人来找布洛卡医生,不论医生问他什么话,他都一言不发。后来,病人用文字告诉医生,他从前是能说话的,在一场突发性的大病中却丧失了语言表达能力。对这位"有口难言"的病人,布洛卡深感同情,对病因也产生了极大的兴趣,他非要把它弄个水落石出不可,于是坚持给患者治疗,直到患者去世为止。后来经尸体解剖,布洛卡终于发现,患者的左侧大脑半球的局部发生了严重的病变。面对这一病因所在,他不禁激动地说:"原来人是用大脑左半球'说话'的。"布洛卡的发现,经过神经生理学家的多次实验和验证,确认他发现的这个区域是大脑皮层专管语言运动的中枢,取名叫运动性语言中枢,又叫说话中枢。如果说话中枢受损,可以引起运动性失语症,病人虽然能看懂文字和听懂别人谈话,但是已丧失说话能力,只能发出单个的声音。后来的科学研究发现左侧大脑半球不仅有运动性语言中枢,还有视运动性语言中枢(书写中枢)、听性语言中枢、视性语言中枢(阅读中枢)。书写中枢损坏时,会引起失写症。病人能听懂别人的话和看懂文字,自己也会说话,手部肌肉虽然能活动,但写字、绘画等精细运动发生障碍。听写语言中枢受损时,会引起感觉性失语症,病人可以讲话,也能听到别人

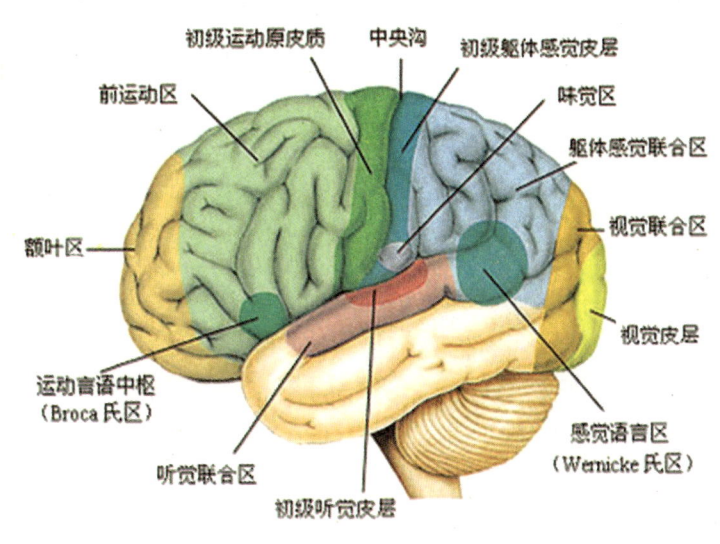

□ 人的大脑

讲话,但不能理解讲话的含义,因此对别人的问话常常是答非所问。阅读中枢受损时会引起失读症,病人视觉没有问题,但是看不懂文字的含义,变得不能阅读。因为有了语言,有了语言中枢,使人的大脑皮层的高级神经活动与动物有了本质的区别。

人的大脑是一切物质中结构最复杂的东西。神经重量学家们经过近一个世纪的努力才大致掌握了它的基本形态。大脑进行诸如感觉、表达、记忆以及理解、推理、判断、想象等思维活动的基本单位是脑细胞,也叫神经元,估计有1000亿个,这个数字几乎跟整个银河系中的星星数相仿。每一个神经元平均含有1万个突触,也就相当于1万条线路。那么整个人脑就是一台相当于拥有1000万亿条线路容量的高度精密的电子计算机,其复杂、庞大的程度是任何人造电子计算机望尘莫及的。因此,人的大脑可以说是世界上最大的仓库,只是由于各种原因的影响,人脑接受信息的有效能力只占它总能力的1%左右,有着巨大的发展潜力。

科学发展到了今天,已经吹响了向大脑这个科学堡垒前进的进军号。如果大脑的秘密揭开了,人类就能更好地模拟大脑、模拟思维,人的智力将得到更大的发挥。

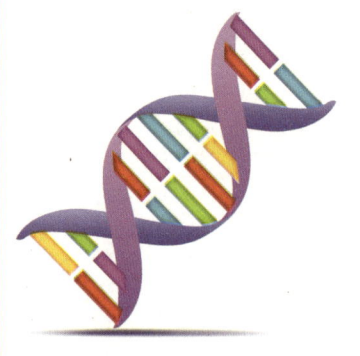

知识链接

核糖核酸

人脑活动时传递信息的媒介是脉冲电波,它在神经元之间传递的时候首先要变成核糖核酸。核糖核酸是人脑智慧的物质基础,每个人核糖核酸的合成能力并不一样,有的人强,有的人弱,这就是天资的差别。然而后天不断地学习和训练,可以明显提高人脑合成核糖核酸的能力,"人脑越用越聪明"就是这个原因。

奇妙的灵感

科普档案 ●**名称**:灵感 ●**特征**:偶然性、短暂性、亢奋性、突破性 ●**生产原因**:思维状况,环境因素等

灵感是人们在艺术构思探索过程中由于某种机缘的启发,而突然出现的豁然开朗、精神亢奋,取得突破的一种心理现象。灵感最显著的特点是它的产生具有随机性、偶然性,通常是可遇而不可求的。

灵感是人们在艺术构思探索过程中由于某种机缘的启发,而突然出现的豁然开朗、精神亢奋,取得突破的一种心理现象。

灵感最显著的特点是它的产生具有随机性、偶然性,通常是可遇而不可求的。虽然人们至今还没有找到随意控制灵感产生的办法,但大量的事实证明:灵感的产生多出现在长期紧张思索之后的短暂松弛状态中,尤其是在夜深人静时,最容易爆发出灵感的火花。

据有关专家研究发现,人类思维的灵感女神之所以特别青睐夜色,其主要原因是人脑对问题思考的深度与思维潜力发挥的水平、大脑思维的状态、脑营养的供应情况及环境因素的影响关系极大。据此,专家们把人体思维方式按状态分为如下3种类型:首先是"睁眼思维",这是人类思维的主要方式,但由于易受光线、气味、声音等环境因素的干扰,往往不能达到足够的思维深度;其次是"梦思维",如弗洛伊德所述,它是通往无意识境界的捷径,虽不乏偶得的先例,但多呈随机性,有时还会完全违背逻辑思维的基本原则;最后是"临界思维",即卧床闭目而思,因它介于前两种思维之间,为大脑思维潜力的最大限度发挥提供了比第一种思维优越得多的环境条件,又排除了违反思维逻辑的可能性,因此,被认为是3种思维中最佳的类型。

当代脑专家指出:人脑每10秒钟可接受1000万个信息,其中400万

个来自视觉,500万个来自触觉,100万个来自听觉、嗅觉、味觉。夜半,夜色浓重,闭目而思,几乎完全避免了来自视觉的400万个信息对大脑思维活动的干扰刺激;静卧时又能将来自触觉的500万个信息对思维的干扰,减少到一天中最少的程度。由于此时,环境中万籁无声,使来自听觉、味觉、嗅觉的信息也近趋于零,这将十分有利于大脑思维潜力的最大限度的发挥,使对问题的思考易于突破。如再遇偶然和特殊因素的激发,还将有可能使大脑潜力获得超常水平的发挥即产生灵感。人躺着时,由于大脑供血状态明显地得到改善,这又为大脑活动提供了最佳营养保证的可能,加上睡一觉醒来,大脑在得到一段时间的休息后,又将进入精力充沛的状态,这些也都为思维灵感在夜间出现创造了不可低估的条件。另外,脑研究专家们还发现,人脑夜间脑电图显示,绝大多数脑细胞的活动,在晚上易处于同步状态。这也为大脑潜能的最大限度乃至超常发挥提供了难得的准备条件。

由上可知,人类灵感火花之所以常会在夜间爆发,或产生于睡醒后的闭目而思,完全是因为环境条件的制约所为。可以设想,如果有朝一日,人类能够利用先进的科学技术手段去精心地为大脑灵感的出现,创造出更为完美的环境条件,那么,人类的思维灵感一定能绽放出更加璀璨和美丽的花朵。

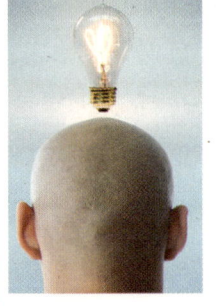

知识链接

灵感的产生

灵感的产生虽然在一刹那之间,但它与一个人的知识、经验及分析、综合、判断能力等有直接的关系。因此,灵感的产生离不开个人长期的积累,要想获得灵感,就必须付出长期的艰苦劳动。大作家列夫·托尔斯泰有句名言:"天才的1/10是灵感,9/10是血汗。"说的就是这个道理。

嗅觉的研究与利用

科普档案 ●**名称**：嗅觉 ●**影响因素**：有挥发性气味物质，环境中温度、湿度和气压的变化

> 嗅觉是一种由感官感受的知觉。它有两组感觉系统参与，即嗅神经系统和鼻三叉神经系统。嗅觉和味觉会整合和互相作用。嗅觉是外激素通讯实现的前提。

俗话说"民以食为天"。没有吃的，人就不能活着，于是粮食成了人的第一需要。后来，又有科学家发现，人饿上几天不要紧，要是几天不喝水，那就活不成了，于是，有人总结说"水就是生命"。其实粮食和水都不是人的第一需要。人的第一需要是空气。不信你试试，把鼻子和嘴巴捂严，不让它进一点空气，那么别说是三天两天，只要一分钟你就满脸涨红！如果断绝空气2~5分钟，人就会死亡。

成年人每分钟呼吸16次，每次吸入约500毫升空气，那么1分钟需要8升，一天就需要11520升空气。人呼吸空气，需要的是空气里的氧气，这样看来，人体就像一只炉子。所不同的是，炉子下面是进气口，出气口是上面的烟囱，而人的进气口和出气口只有一个，那就是鼻子。当人吸入一口气时，肺气泡里便装满了氧气，刚好血红素带着二氧化碳来到肺部，它便把人体不需要的二氧化碳甩给肺，而把肺泡里的氧气送到身体各部，甩给肺的二氧化碳在呼吸的同时，被排出了体外。人就是这样一呼一吸，排

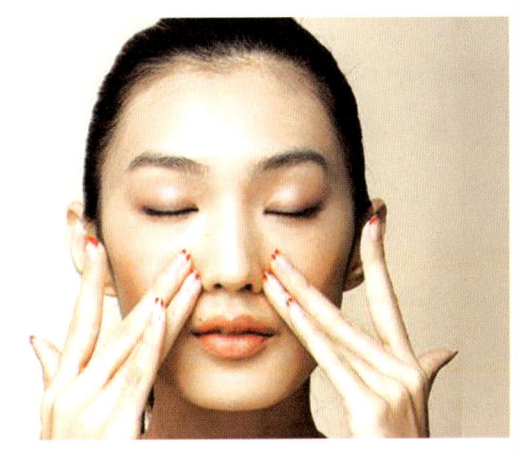
□ 鼻腔是呼吸道的门户

除二氧化碳，吸入新鲜氧气，才保证了人体这只炉子的"燃烧"。

我们都有过这样的感受：感冒时鼻子会不通气，这是为什么呢？原来，一般感冒，首先引起的是上呼吸道的感染。上呼吸道指的是鼻腔、咽、喉、气管等，这些地方都会发生炎症。

鼻腔是呼吸道的门户，病菌感染，鼻腔是首当其冲的。鼻腔的表面是一层黏膜，密布着丰富的毛细血管，这些血管对寒冷空气的刺激特别敏感。冷空气的刺激，会通过神经系统的支配使鼻腔黏膜红肿起来。鼻腔的空间本来就不大，鼻黏膜的红肿，很容易把空气进出的通道堵塞，这样使得呼吸很困难，使人感到很不舒服。

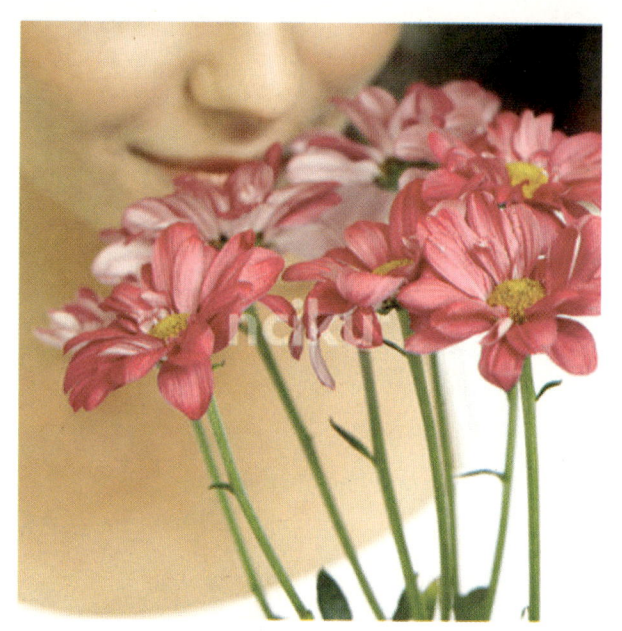
□气味可改变人的生理或心理状况

鼻子不通气不仅使人呼吸困难，而且嗅觉也不灵敏。这是因为鼻腔的后壁上方分布有嗅觉细胞，专门接受空气的刺激，通过嗅神经传到大脑皮层嗅中枢，使人产生嗅觉，闻出气味。鼻子堵塞，阻挡空气进入，失去了气体刺激，当然不会产生嗅觉。而且鼻黏膜肿胀，也会降低嗅觉细胞的灵敏性，影响嗅觉。

嗅觉的利用最先表现在医学上，气味诊断法是中国医学的首创。中医看病的"望、闻、问、切"，其中的"闻"就包含嗅气味。肺胃有热，口气臭秽；胃有宿食，口气酸臭；阿米巴痢疾，则大便恶臭。肾病和糖尿病人的尿液有一种夹有异香味的臭味；麻疹病人有刚拔下的禽毛味；肝病患者带有鼠臭味；糖尿病酮症酸中毒的人呼吸中有烂苹果味；尿毒症患者身上有尿臊味。有的研究报告说，癌症患者临死前身体散发出来的气味都是相似的。当然，人的身体气味有强弱之分，识别身体气味，也要有较强的嗅觉能力。

随着化学工业与农业的日益发展,含有新气味的物质将继续增多。喜香厌臭是人之常情,世人最欢迎的气味是麝香味和香花味。气味对人的影响是不言而喻的,利用人的嗅觉功能,来改变人的生理或心理状况,这是重要的研究课题。气味是最好的商品广告,能长时间保持香气的商品,无论是衣服还是家具,都会有极好的市场前景。现在科研人员已经在病房、车间、教室里施放某种气体,用以治病、提高工效或者增强接受能力。用途各异的瓶装气体也已上市,有的可以安定人的情绪,有的可以刺激人的食欲,有的则能唤起人的美好回忆。

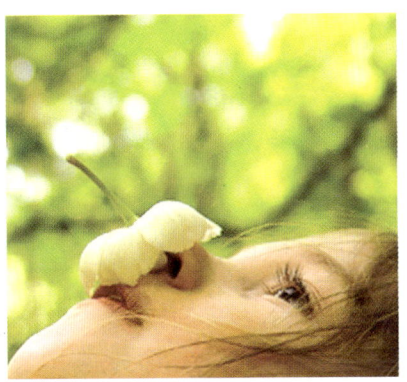

知识链接

鼻子的记忆力

据研究,鼻子比起眼睛有更强的记忆力。鼻子的记忆力往往是一生的,而眼睛的记忆力在几个月后便可能不准确。视觉记忆不准确的原因是脑袋容易混淆相似但不相同的影像。而嗅觉记忆,是人类的保护本能之一。原始人最初可能吃了变坏的肉或有毒的生果而致病,他的嗅觉记忆力在下次会警告他。人类嗅到在童年时第一次嗅过的东西,将会唤起他对整件事的完全回忆。

思维的奥秘

科普档案　●名称：思维　　●属性：概括性、间接性，超出感性的认识，超出现实

思维是人脑对客观事物的本质属性，是规律的间接的、概括的反应。那么，人的思维在头脑里是怎样活动的呢？这个问题科学家还没有彻底搞清楚，还需要进一步探讨和研究。

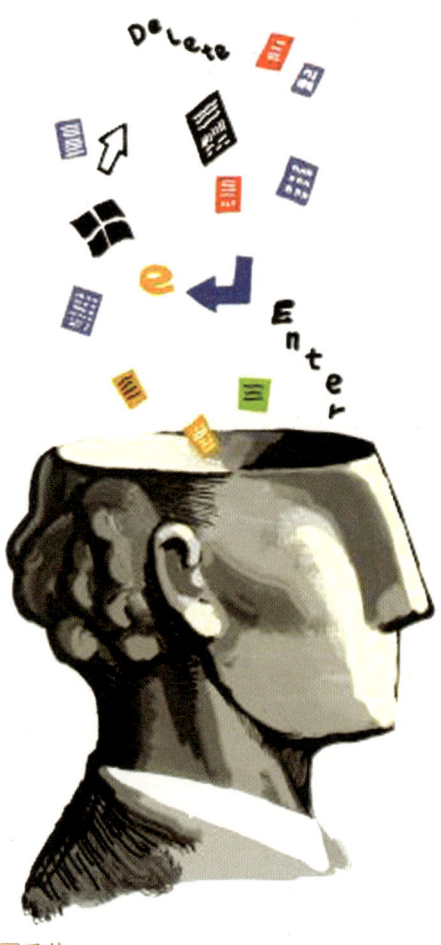

□思维

　　思维是人脑对客观事物的本质属性，是规律的间接的、概括的反应。那么，人的思维在头脑里是怎样活动的呢？这是科学家们一直非常关心的问题，为此展开了深入的研究，提出了各种观点。

　　第一种观点是俄罗斯杰出的心理学家巴甫洛夫提出来的。巴甫洛夫在研究条件反射时，也系统研究了思维的生理机制问题。巴甫洛夫提出了两种信号系统的学说，认为人类的高级神经活动就是两种不同的信号作用所建立的条件反射系统活动。凡是以具体刺激物作为信号刺激而建立起来的暂时神经联系系统，称为第一信号系统。它是感觉、知觉和表象的生理机制。凡是以词语为信号刺激而建立起来的暂时神经联系系统，称为第二信

号系统。第二信号和第二信号系统是人所特有的。人类有了第二信号,就可以实现以第一信号系统为基础,并以第二信号系统活动为主导的两种信号系统的协同活动。借助于两种信号系统的协同活动可对事物进行多阶段的分析、综合、抽象、概括,并在大脑皮层上形成多极的、概括程度不同的暂时神经联系的锁链。这就是思维的生理机制。

第二种学说是由神经心理学的创始人、苏联心理学家亚历山大·鲁利亚

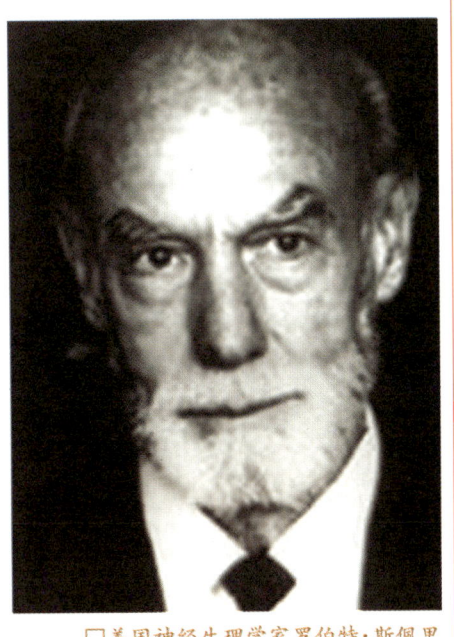
□美国神经生理学家罗伯特·斯佩里

提出来的。鲁利亚认为思维的活动是大脑综合活动的结果,因而提出了机能系统理论。他认为,联合脑的协同活动是思维的生理机制。任何一种思维活动都可能是一种机能系统。不同的机能系统包含着不同的多脑区的活动,各个脑区都有各自的特殊作用,由哪些脑区来参与活动也常随活动条件的变化而变化。例如,大脑顶枕部损伤后会对解决极简单的问题出现明显的空间障碍。一个60多岁的患者,左侧顶枕部的肿瘤手术切除以后,实验者让他用积木构成一个图形,他长时间看过样本后,仍然没有把握地说"和前面一样也是4块"。他一边数积木,一边看样本,仍想不出怎样摆才好,当摆来摆去还是和样本不一样时,他索性拒绝再摆下去。大脑额叶损伤的患者,目的计划性失调,控制能力减弱,解决问题的能力严重损坏。在各种语言表达场合也表现出重大障碍,对文章的简单意义难以理解,对隐喻和谚语之类更难以理解。由于他们不能提取其中的主要意义,所以复述文章内容时,总是只说片断的、毫无关联的个别事实。大脑左侧颞区损伤时,会出现短时间语言听觉记忆的障碍,计算能力被破坏。

第三种观点是由美国神经生理学家罗伯特·斯佩里等人提出来的。20世纪70年代以后,人们对思维生理机制的研究趋向于对大脑左、右两半球

不同功能的探讨。科学研究表明,人的大脑两半球机能是不完全对称的,大脑左半球同抽象思维、逻辑分析有关系,"掌管"语言、概念和计算的功能;右半球则与音乐、图形、整体映像和空间鉴别能力有关。例如,大脑左半球损伤的病人记不得医院的名称,但能分辨种种具体情境;而右半球损伤的病人,虽能说出医院的名称,却找不到自己的病房、病床,认不出熟人。实验证明,动物的大脑没有这种两半球的不同分工,这说明抽象思维是人类所特有的,是与语言一同产生和发展的。罗伯特·斯佩里用切开连接两半球胼胝体的方法证明大脑两半球功能的高度专门化,两半球经常是分工负责又协同活动的,右半球也有较高的功能,并非左半球的功能占绝对的优势,为此,他获得了1981年生理学诺贝尔奖。

上述这些研究对进一步了解大脑的高级功能和思维的奥秘都是有意义的,但思维究竟在大脑皮层上是怎样进行的,这个问题科学家还没有彻底搞清楚,还需要进一步探讨和研究。

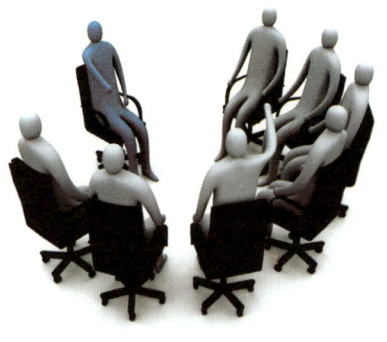

知识链接

思维的种类

思维可分为不同种类。根据所要解决的问题可分为:动作思维、形象思维和抽象思维;依据方向和成果特点可分为:集中思维和发散思维;根据新颖性、独创性可分为:常规思维和创造性思维;根据其是否遵循严密的逻辑规律可分为:直觉思维和分析思维;依据其来源可分为:经验思维和理论思维等。

会"说话"的眼睛

科普档案 ●名称：眼睛　●组成：眼球壁、眼内腔和眼内容物、神经、血管等

眼睛，被人喻为"心灵的窗户"。而能够随着情绪变化，表达内心世界的主要是瞳孔，一个人内心的想法，可以从双眸中流露出来，所以生活中，人们以双眸泛指眼睛，心灵的情感总是随着目光而流淌。

眼睛，被人喻为"心灵的窗户"，心灵的情感总是随着目光而流淌。久别重逢的好友相遇，四目相对，激动、兴奋之情跃然眼帘；看到阔别已久的长辈时，敬慕、敬爱之情早已在你眼眸流转；看到自己的亲人时，关爱之情会一直在你眼内流露；看到相爱的人时，目光更似天上闪烁的星光，不停地闪烁着爱意。

能够随着情绪变化，表达内心世界的主要是瞳孔，一个人内心的想法，可以从双眸中流露出来。所以生活中，人们以双眸泛指眼睛。所谓"眼睛是心灵的窗户"，准确地说，其实就是"瞳孔是心灵的窗户"。

心理学家经研究发现，瞳孔能清楚地显示人的整个神经系统的状况。观察瞳孔的变化，即可了解当事人对某些事物的感受，不管他们嘴上怎样说，也隐瞒不了其心中的真情。心理学家通过试验发现，学生做数学题时，瞳孔扩张，心跳加快，还出现其他精神紧张的迹象，直到求出答案才恢复正常；在高兴时瞳孔会扩大，感到憎恶或害怕，瞳孔就缩小。例如，在一项试验中证实，当志愿者看

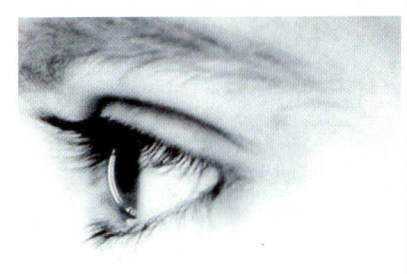
眼睛

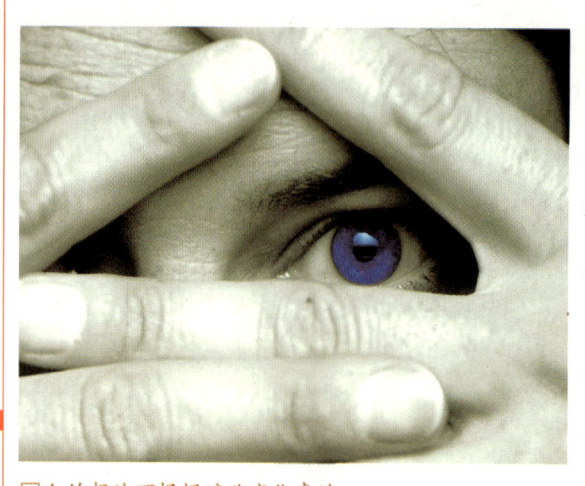

□ 人的想法可根据瞳孔变化表达

到毒蛇甚至看到毒蛇的图画时，瞳孔就会自然缩小。所以我们只要留心观察瞳孔的变化，就可以探究出隐藏于内心的微妙情感或信息。

心理学家的研究还发现，眼睛也就是瞳孔所表达的信息要比人通过大脑思维后，根据自己的生活经验做出的评价准确得多。因此，我们要了解一个人的真实体验，可通过分析其瞳孔获得信息，不宜以其语言或文字的表达为准。在国外，很多市场调查是通过采集瞳孔信息来提高准确率的。例如，在某次市场调查研究中，调研人员让一批消费者品尝各种各样的汽水，然后通过仪器测量出他们瞳孔的扩张或收缩情况，从而看出他们对各种饮料的喜爱程度。这样所得出的结果要比听他们自己说还准确得多。

在一次旨在了解女性对异性喜好和审美观的实验中，科学家发现，有些姑娘因为羞涩而不好意思袒露心声，没有把自己真实感觉完全表达出来。当她们看到自己心仪已久的男性演员照片时，假装略有好感甚至无动于衷。虽然她们口中不说，面部表情也是一副无所谓的样子，但是眼睛泄露了真情——瞳孔扩张了，由此可见她们其实非常喜欢这名男演员。在一次对人们的艺术鉴赏能力的调查中，科学家发现，有些人出于附庸风雅的心理，自称特别喜欢现代艺术，最欣赏现代抽象艺术。可是，当他们看到一套相当不错的现代抽象画时，瞳孔都收缩了，这显示出他们并不懂得现代抽象艺术，也不喜欢那些画。

据说，有些魔术师玩纸牌魔术时，就是观察对方瞳孔变化来判断牌的真伪的。魔术师首先让一位观众背着他从一沓牌中抽出一张，并记住这张牌后放回原处。接着，魔术师开始把那沓牌一张一张地翻开，当翻到这位观众记住的那张牌时，魔术师一下子就判断出，这位观众刚才看到的就是这张牌。魔术师就是根据观众的瞳孔判断的,因为那位观众看见自己抽出过的那张牌时,瞳孔一下子就扩大了。

由于人们用语言表达自己的想法时,往往会因种种需要而言不由衷,面部表情也能根据需要刻意改变,而只有瞳孔的变化无法控制,不可能出现任何虚假的情况,所以瞳孔信息也被用于现代测谎。

眼睛是心灵的窗户,瞳孔能真实反映人的心声。科学家就是根据这一原理,发明了一种含有纳米级芯片的眼药水。当两位滴过这种眼药水的人相互交流时,只要四目相对,在目光接触的一刹那,芯片就会自动将一方想要表达的意思传送给另一方的大脑,同时也会把另一方的想法传递给这一方。在高科技的帮助下,也许目光将成为人类的一种国际通用语言,那时人们交流起来就更加简便了。

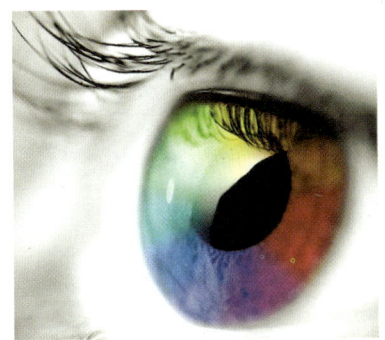

知识链接

瞳　孔

眼睛中的虹膜呈圆盘状,中间有一个小圆孔,这就是我们所说的瞳孔。瞳孔就像照相机的光圈一样,可以随光线的强弱而缩小或变大,当极度收缩时,瞳孔的直径可小于1毫米,而极度扩大时,可大于9毫米。通过瞳孔大小的调节,始终保持适量的光线进入眼睛,使落在视网膜上的物体形象既清晰,又不会有过量的光线灼伤视网膜。

"欺骗"味蕾

科普档案 ●**名称**:味蕾 ●**功能**:将物质信息由味神经传送到大脑味觉中枢,产生味觉

> 人的舌头除了说话及搅拌食物的功能外,还有一个重要的功能就是味觉。在舌头上有许多"小疙瘩",这些"小疙瘩"叫舌乳头。舌乳头上有着能专门辨别味道的结构,形似微型花蕾,因此取名"味蕾"。

人的舌头除了说话及搅拌食物的功能外,还有一个重要的功能就是味觉。舌头怎么会检测甜、酸、苦、辣等各种味道的呢?原来,在舌头上有许多"小疙瘩",这些"小疙瘩"叫舌乳头。舌乳头上有着能专门辨别味道的结构,形似微型花蕾,因此取名"味蕾"。

人的舌头大约含9000个味蕾,它是一种椭圆形结构,外面是一层盖细胞,里面是细长的味觉细胞。在味觉细胞上分布着感觉神经,这种神经就像电线传导电流一样,能把味觉细胞产生的兴奋传递到大脑的味觉中枢。味蕾的结构虽然相同,但却能分辨出不同的味道。如今,人们一般把味觉分为甜、咸、苦、酸和鲜5种。至于其他味觉,如"涩""辣"等则是由这几种味觉融合而成。

味蕾可以使人们领略到食物风味并鉴别食物优劣。可以说,人类对甜味、咸味食物的喜爱可谓与生俱来。这些食物为我们提供了充足的能量、电解质和蛋白质。然而,在食品极度丰富的今天,我们对美食的热爱却容易让人体摄取过多的糖分和盐

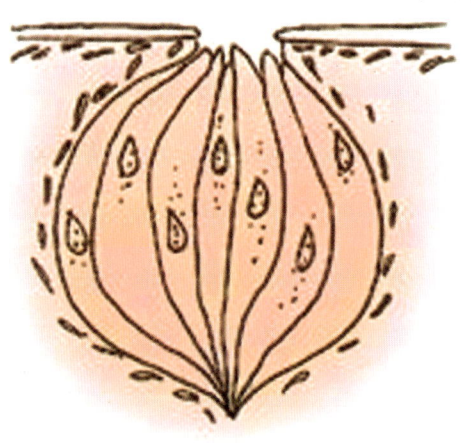
□味蕾

分,导致肥胖、心脏病和 2 型糖尿病——这些都是令医生头痛的健康难题。如何在痛快享受美食的同时又无营养过剩之忧,这是美食家关注的课题,也是食品专家关注的课题。

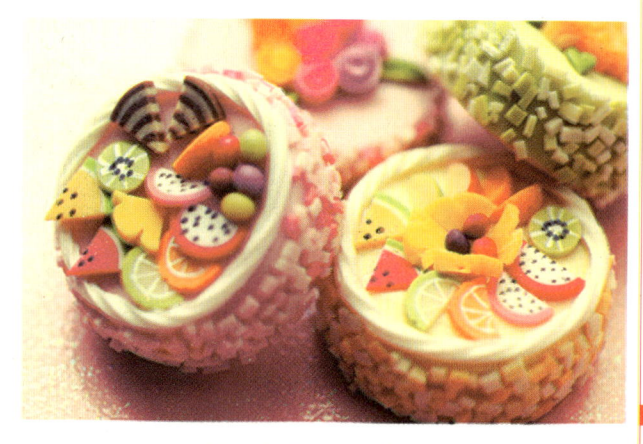
□人类对甜味、咸味食物的喜爱与生俱来

食品专家设想,如果一些美食既可以"欺骗"味蕾,又没有营养和能量,这样就能达到两全其美的效果——既能享受美食,又不会影响健康。通过长期研究,科学家对味觉的生理机制有了极为深入的了解。他们发现,遍及舌头与口腔的味蕾包含很多较小的细胞群,这样的结构让每个味蕾都能感知各种味道。单个味觉细胞不可能区分 5 种味道,不同的味觉应该由不同的味觉细胞识别。食品专家进一步研究发现,每个味蕾都包含长条形的味觉细胞,以检测甜味、咸味、酸味、苦味及鲜味,味蕾是"甜味细胞""咸味细胞""苦味细胞"等味觉细胞的混居地。在味觉细胞的外膜上,分布着一些特异性感受器,它们只与对应的分子结合,即咸味受体只会与咸味分子结合,与甜味或苦味分子则不会发生任何反应;同样,甜味受体只与甜味分子结合,而与其他分子则不会发生任何反应。

这一发现给食品行业带来一场革命性的变化。食品专家利用这一原理,研制一些成本低廉的食品调料,让食物的味道更甜、更咸、更鲜。食品生产商只要向食品加入少量调料,就可以大幅降低糖、盐及味精的使用量,生产出的食品更益于人体健康。

苦味不受人欢迎,它也阻止了很多人对有苦味食品营养的摄入。针对这种情况,食品专家发明了一种苦味阻断剂,来改善味道较差食品的口感,扩大人们的营养来源。大豆蛋白具有很高的营养价值,但由于带有苦味,并不受人们的欢迎,但如果添加这种调味剂,其口感就大为改善,可为人们提供更充足的蛋白质。这些阻断剂还可以掩盖药物的苦味,让良药不再苦口。

口香糖也成为调节味觉的一种方法。口香糖味觉遮蔽的方法有很多，如可以通过口香糖释放味觉剂和甜味剂的方式来释放我们需要的有效物质，也可以在有效物质充分释放之后让味觉逐渐淡出。另外，各种味觉调料可以用来掩盖有效物质的不良味道，而且还可以将各种味道调和到一起，创造一种更令人愉快的味觉体验。

风味调料将在食品领域掀起一场"健康革命"，那些美味食物将真正有益于人体健康，人们也将更加充分享受美味的快乐。

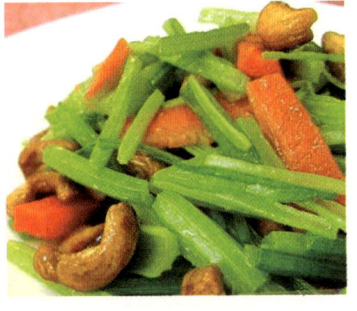

知识链接

第五种基本味道

心理物理学长期以来认为存在4种基本的味道：甜、苦、酸和咸。1907年，池田菊苗发明了味精，它能产生极强的鲜味。然而直到近年鲜味才被认定为第五种基本的味道，因为科学家们在2002年成功复制出一种专门识别氨基酸的感受细胞，鲜味可以通过某些自由氨基酸引起，由此得到了验证。

人类健康需要脂肪

科普档案　●名称：脂肪　●功能：储存能量，构成重要的生理物质，维持体温，缓冲外界压力等

在人体所需要的蛋白质、碳水化合物和脂肪三大产能营养素中，脂肪的作用是非常重要的。最新研究资料表明：脂肪不仅是人体代谢的主要能源，而且也是人类发育及健康所必需的物质。

人体所需要的蛋白质、碳水化合物和脂肪三大产能营养素中，脂肪的作用是非常重要的。最新研究资料表明：脂肪不仅是人体代谢的主要能源，而且也是人类发育及健康所必需的物质。脂肪摄入不足将严重影响身体的健康。

脂肪不仅是一种含高热值的营养素，也是构成脑细胞的主要成分，是人体吸收利用维生素所必需的物质。更重要的是人体中含有一些被称为必需脂肪酸的物质，如摄入不足，造成肌体缺乏，便会使组织、细胞发生某种异常变化，而这种必需脂肪酸不能由糖、蛋白质转化而来，只能从食物中获得。脂肪的另一重要功能是参与性激素的合成与代谢。脂肪摄入不足，将直接导致性激素含量降低，进而影响性器官的成熟与发育。

我们所食用的油，不管是什么油，其主要成分是脂肪。除了蔬菜和水果等食物外，我们吃的其他食物也都含有脂肪。猪肉、鱼肉、花生等含量较高。脂肪具有独特的香味，为烹调食物必不可少的东西。但是过多地摄入脂肪，也

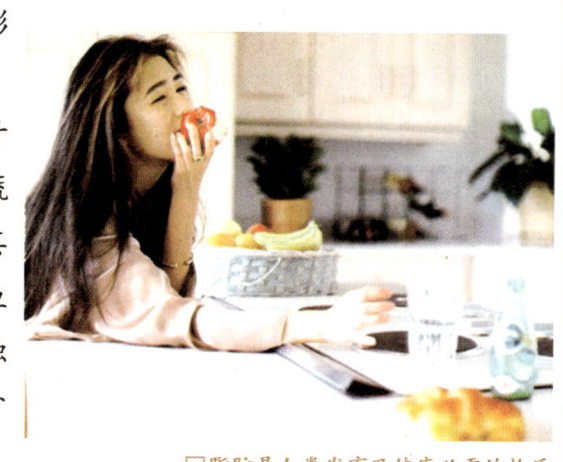
□脂肪是人类发育及健康必需的物质

会影响消化机能,令人食欲减退。人体中储存脂肪过多,还会增加心脏与其他器官的负担。不仅使人体臃肿、行动笨拙,而且还易诱发心脏病、肥胖症、高血压等,所以一提起脂肪,不少人便有谈"脂"色变之感。

医学研究发现,心脑血管疾病、糖尿病、高血压、癌症等疾病,都与脂肪摄入过量有关。油脂中含有的饱和脂肪酸和胆固醇对心脑血管有危害。但专家告诉我

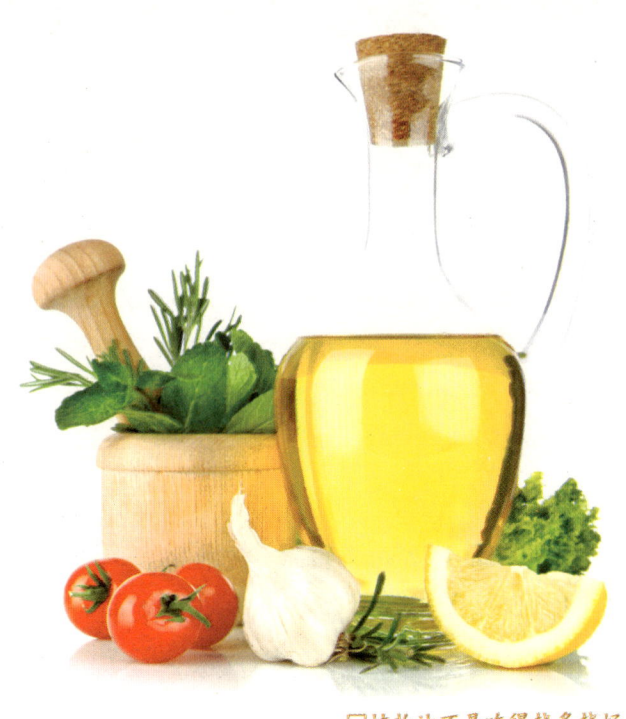
植物油不是吃得越多越好

们,动物油也不能不吃。这不仅因为动物油中含有维生素A、维生素D、维生素B_6,而且还含有一种"A脂蛋白",有延年益寿的作用。饱和脂肪酸还会使皮肤有光泽、头发乌黑发亮。因此,动物油也是人体所必需的。

植物油中含有人体本身不能合成的脂肪酸,如亚油酸、亚麻酸等,这些都被称为"必需脂肪酸"。任何时候人都缺少不了植物油。但植物油也不是吃得越多越好。科学研究证明,植物油中含有丰富的不饱和脂肪酸,其化学性质很不稳定,很容易自动氧化而产生有毒的过氧化物。过氧化物会使很多种维生素氧化分解,失去正常功能,导致人体维生素不足。过氧化物还会使体内细胞膜遭到破坏,并与蛋白质结合成脂褐素,产生老年斑。过氧化物如果在血管上、肝脏上、脑细胞上形成时,人就会出现动脉硬化、肝硬化等病。

经过长期研究,如果植物油和动物油混吃,就可以避免单独吃一种油所造成的伤害,这个比例为2:1,也就是植物油的数量为动物油的2倍,但这个比例可以根据自己的情况而做适当的调整。如中老年人食用植物油的

比例可以大一些。按这个比例吃油,植物油中的不饱和脂肪酸就能阻止体内胆固醇的吸收,不必担心体内的胆固醇过高。

据考证,中国在汉代才开始食用植物油,在汉代以前一直单吃动物油。称"脂膏"。人在长期进化过程中形成的对各种食物的需求,包括油脂,是有特定模式和规律的,身体已经适应。现在人为地在短期内来改变这种需求的模式和数量,势必破坏身体内长期形成的运行平衡。从这个观点看,吃素并不可取。

吃油最好不要固定一种,因为各种油都有特定的功能。花生油能防治一些疾病,芝麻油化学稳定性好,还含有天然抗氧化剂——芝麻酚;玉米油性能稳定,适合深度煎炸,含有的卵磷脂能祛除过氧化物沉淀所造成的老年斑。因此专家建议,摄入的油类种类越多,对身体健康越有利。

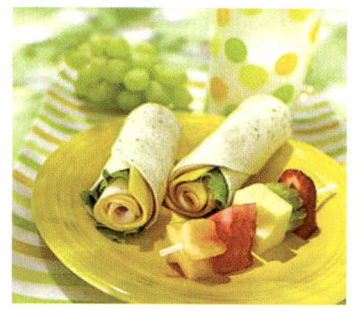

知识链接

脂肪摄入量

现在许多国家都列出脂肪占总能量的百分比,限制脂肪的摄入量。如中国规定膳食脂肪摄入量占总能量的比例为20%~25%。大约每天每千克体重为1克脂肪,如一个60千克体重的人,每天的标准摄入量为60克脂肪,大约1两多点。

吃掉运动疲劳

科普档案 ●**名称:**运动疲劳　●**消除方法:**整理活动、物理疗法、睡眠、补充营养、药物等

长时间、剧烈的健身锻炼或强体力劳动以后,人们往往会感到肌肉酸痛、疲惫不堪。为了及时消除疲劳、改善症状,除了进行相宜的物理治疗外,饮食营养的调理也是不可忽视的重要一环。

长时间、大运动量、剧烈的健身锻炼或强体力劳动以后,人们往往会感到肌肉酸痛、疲惫不堪,会产生运动疲劳。为了及时消除疲劳、改善症状,除了加强运动前后的整理活动,进行相宜的物理治疗外,进行饮食营养的调理也是不可忽视的重要一环。运动前后摄取一定的营养品,不仅能延缓疲劳的出现,减轻疲劳的程度,还能加快疲劳的消除。

在处理饮食营养与消除疲劳时最基本的要求是摄取营养成分的量要与运动强度和整个体力消耗相适应。也就是说,要使锻炼者保持能量的摄取与能量的消耗相平衡,使自己的体重既不增加也不降低。若体重降低,会引起身体成分的消耗,使身体各种机能下降;若体重增加,则会加重身体本身的负担,反而更容易产生疲劳。那么,需要摄取哪些人体所需的营养素,或者说究竟要吃什么样的食物呢?

食物可分为碱性食物和酸性食物两大类,进食

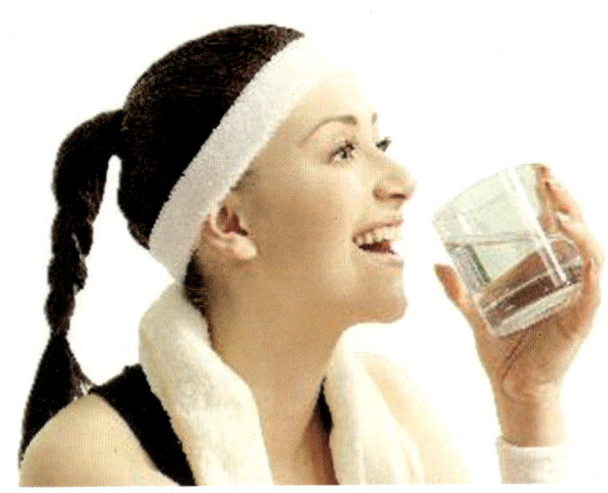
□运动前后摄取一定的营养品能加快疲劳的消除

要注意酸碱食物的搭配,这样才能维持血液pH值的平衡。

人类在生命活动中,总要不断地摄入或排出许多酸性或碱性物质,因而人体的血液是一种含有多种物质的混合液体。一个健康人血液的pH值能够稳定地维持在7.35~7.45之间。

所谓酸性和碱性食物,并非由口感或味觉来识别,也不是根据食物溶于水中的化学性,而是根据食物进入人体后

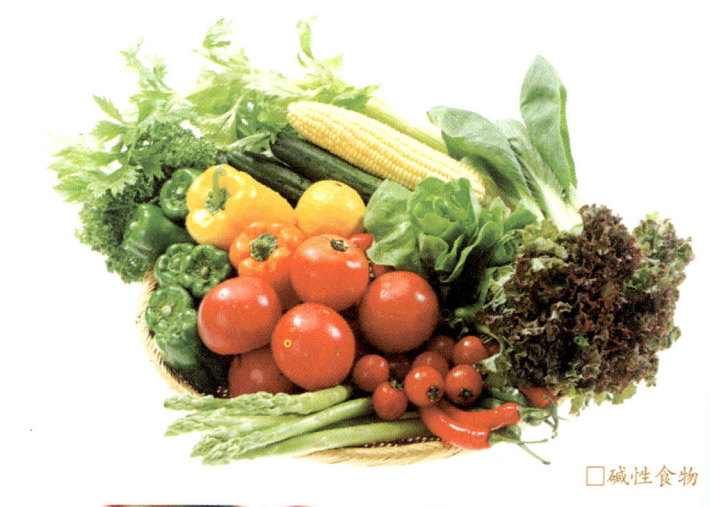
□碱性食物

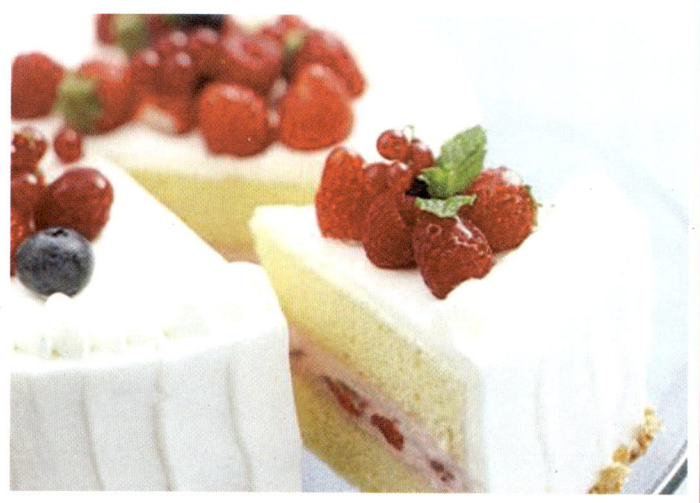
□酸性食物

所生成的最终代谢物的酸碱性而定。凡含氮、硫、磷等非金属元素较多的为酸性食品,而含钠、钾、钙、镁等金属元素较多的是碱性食品。例如,酸性食物通常含有丰富的蛋白质、脂肪和糖类,含有酸元素较多,在体内代谢后形成酸性物质,可降低血液、体液内的pH值;蔬菜、水果等含有钾、钠、钙、镁等元素,在体内代谢后生成碱性物质,能阻止血液向酸性方面变化。所以,酸味的水果一般都为碱性食物。鸡、鱼、肉、蛋、糖等味虽不酸,但却是酸性食物。美国一位病理学家经过长期研究指出:只有体液呈弱碱性,才能保持人体健康。

正常人体液呈弱碱性,但在紧张的体力劳动和剧烈的体育锻炼之后,

在体内的糖、脂肪、蛋白质会大量分解而产生较多乳酸、磷酸等酸性物质，这些酸性物质刺激人体组织器官，使人感到腰腿或全身肌肉酸痛，并且感到疲劳倦怠。这时如果食用可乐、巧克力、糖及肉、蛋、鱼等，势必"火上浇油"，会使体液更加酸性化，不利于疲劳的解除。

那么，在劳动或运动之后到底该吃什么东西好呢？答案是碱性食品。在动物性食品中，只有奶类和动物血属于碱性食品，其他都属酸性食品。在饮料方面，最好是喝牛奶、豆浆、茶水、不加糖的果汁、矿泉水或白开水亦可。这些食物可以消除体内过剩的酸，降低尿的酸度，增加尿酸的溶解度，可减少酸在膀胱中形成结石的可能。因此，在运动后，最适宜吃的就是富含碱性的食物，如水果、蔬菜、豆制品等，以利于保持人体内酸碱度的基本平衡，保持人体健康，尽快消除运动带来的肌肉疲劳。

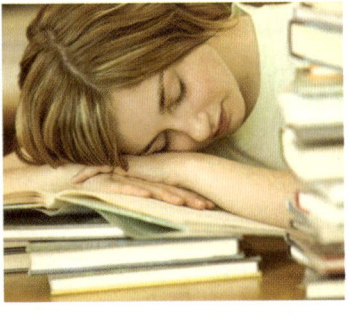

知识链接

疲 劳

疲劳是一种生理现象，只要不是因疾病所造成的疲劳，并不影响身体健康。生理学认为，疲劳对人体来说是一种保护性机制，正像电池需要充电一样。科学认为疲劳是身体某些器官修复的征兆，是身体康复的必经之路。所以缓解疲劳最好的方法是休息，好让身体去自行调整。

修补人体技术

□奥妙无穷的人体秘密　　第 2 章

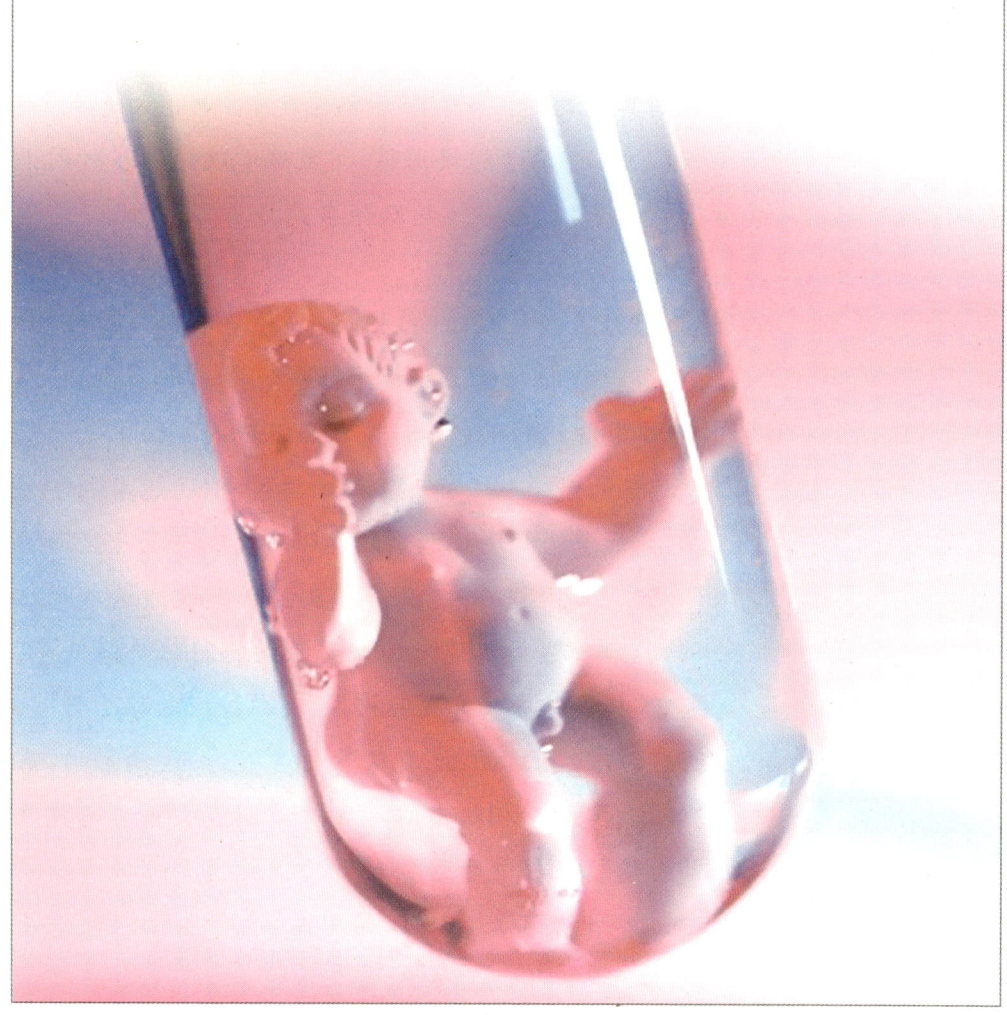

眼镜的发明

科普档案 ●物品名称：眼镜　●时间：1268年　●发明人：培根　●功能：矫正视力，保护眼睛

> 随着电脑、电视的普及，现代人的用眼时间大大增加。然而，由于错误用眼、用眼环境改变等多种因素影响，眼睛的健康日益受损，戴眼镜的人越来越多。

眼睛是人类感观中最重要的器官，大脑中大约有80%的知识和记忆都是通过眼睛获取的，是名副其实的"信息之窗"。随着电脑、电视的普及，现代人的用眼时间大大增加。然而，由于错误用眼、用眼环境改变等多种因素影响，"信息之窗"的健康日益受损，戴眼镜的人越来越多。那么，眼镜是怎么被发明出来的呢？

眼镜是人们用以矫正视力或保护眼睛而制作的一种简单光学器件，要想了解它的原理首先要知道眼睛的构造。照镜子仔细观察一下，你就可以看到你眼睛的一些结构。首先看到的黑白眼球。在黑眼球的表面上是一层透明的薄膜，这便是人体相机的镜头——角膜。透过角膜，你还能看到一个因布满色素而呈棕黑色的环形薄膜——虹膜。虹膜环的正中央是一黑油油的圆形小孔，这就是人体相机的光圈——瞳孔。瞳孔是外界光线进入眼球内部的唯一通道。眼球的其他部分被不透光的含色素细胞的脉络膜笼罩，类似于相机的暗箱。虹膜环中有平滑肌呈放射状排列，在神经支配下舒缩，以调节瞳孔的大小。在虹膜和瞳孔后面，还有从外面看不到的、扁平的、富有弹性的双凸镜——玻璃体，类似于相机内的主要折光调节装置。通过改变对光线的折射程度，最后使物象聚焦于眼球后壁的视网膜上。视网膜相当于照相机底片，可以忠实地记录下反映物体的图像，这个图像以电信号的形式通过视神经传到大脑，于是人产生视觉。

眼睛的构造十分灵巧,犹如一架高级照相机,有较好的调节和适应光照的能力。一般在看近物时,晶状体的凸度增大,同时瞳孔缩小。反之晶状体的凸度变小,瞳孔扩大。通过这种调节,使最终成像的亮度清晰、适宜而又不失真。

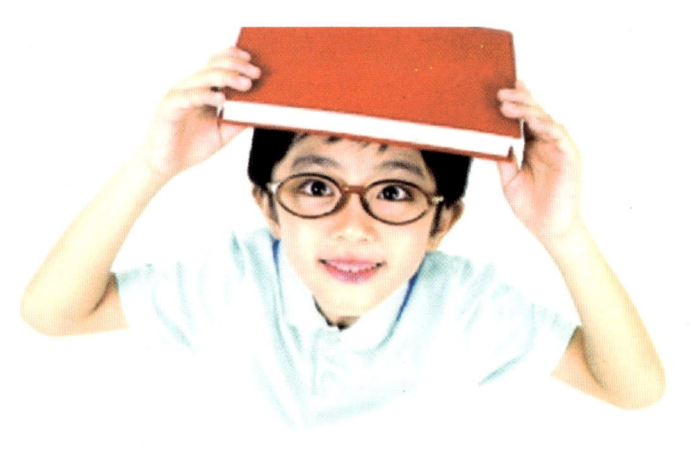

□眼镜

晶状体的弹性随年龄的增长而减小,一般年过40岁的人,因晶状体的弹性减退,在看近物时,晶状体不能充分凸出,使物像落在视网膜之后,于是就形成了看远不看近的老花眼,所以最好戴凸镜矫正。如果眼晶体过凸或眼球的前后径过长,则远处物体反射的光线聚焦于视网膜之前。这就是看近不看远的近视,需戴凹镜来矫正。

人类发明眼镜以前,其生活方式和职业均受到视力的制约。例如,猎人的远视力比近视力重要,用近视力的手工业者通常在45~50岁,因看不清近物而不得不结束他们的职业生涯。随着印刷术的发明和文化的传播,对良好视力的需求日益增加,促进了眼镜的需求和发展。

1268年,一位英国学者培根看到许多人因视力不好,不能看清书上的文字,就想发明一种工具来帮助人们提高视力。为此,他想了很多办法,做了不少试验,但都没有成功。一天雨后,培根来到花园散步,看到蜘蛛网上沾了不少雨珠,他发现透过雨珠看树叶,叶脉放大了不少,连树叶上细细的毛都能看得见。他看到这个现象,高兴极了。培根立即跑回家中,翻箱倒柜,找到了一颗玻璃球。但透过玻璃球,看书上的文字,还是模糊不清。他又找来金刚石与锤子,将玻璃割出一块,拿着这块玻璃片靠近书一看,文字果然放大了。后来他又找来一块木片,挖出一个圆洞,将玻璃球片装上去,再安上一根柄,便于手拿,这样人们阅读写字就方便多了。

16世纪，眼镜进入发展的新阶段，有人开始用凹球镜矫正近视眼。那时，镜片是石英做的，镜框用骨、金属、皮革等制成，旁边有一手柄，用手把镜片放到眼前。后来，眼镜由意大利迅速传到德国、西班牙、法国和英国。1629年，英国出现制造眼镜的公司。17世纪，西班牙的眼镜制造者在眼镜架的两边各加一个丝带圈，套在耳朵上固定眼镜。西班牙和意大利的传教士把这种眼镜传到了中国。18世纪，中国人发明了"耳撑"。1730年，英国配镜师爱德华·斯凯莱特制作了眼镜的边架，使用硬的眼镜腿夹在耳朵上面固定眼镜，成为现代眼镜的雏形。1784年，美国科学家、政治家富兰克林发明了远、近视两用眼镜。1825年，英国天文学家乔治艾利发明了能矫正散光的眼镜。

自13世纪人类发明镜片以来，一直用水晶玻璃磨制镜片，中国除采用水晶外，还使用人造水晶，后来使用玻璃镜片。1937年法国发明了一种叫亚克力的塑料眼镜片，虽不易破碎，但清晰度差。1954年，法国一位工程师从制作飞机座舱的材料中受到启发，从而发明了树脂镜片，自此以后，这种镜片便成为世界镜片王国的至尊，一直沿用到今天。

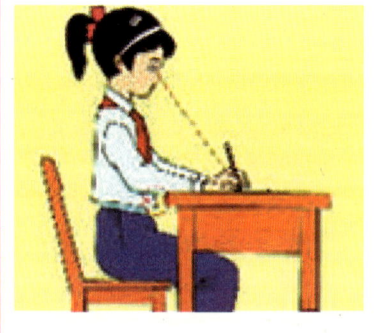

知识链接

保护视力

眼睛是重要的人体器官，保护视力要从小做起，应做到：不在强烈的或太暗的光线下看书、写字；读写姿势要坐端正，眼与书之间要保持30厘米以上的距离；不躺着看书；乘车走路时不看书；读写时间不宜过长，每隔50分钟左右要放松休息一下；不要长时间观看电视节目、操作电脑和玩电子游戏。

体温计的发明

科普档案 ●物品名称:体温计 ●时间:16世纪 ●发明人:伽利略 ●功能:测量人体基础体温

人体各部的温度有所不同,一般体表暴露部位的温度易受外界气温的影响,机体深部的温度比较稳定,所以生理上的体温指的是人体内部或深部的温度。测量体温要用体温计,那么,体温计是怎么发明出来的呢?

人体各部的温度有所不同,一般体表暴露部位的温度易受外界气温的影响,机体深部的温度比较稳定,所以生理上的体温指的是人体内部或深部的温度。测量体温要用体温计,那么,体温计是怎么发明出来的呢?

意大利著名物理学家伽利略在威尼斯的一所大学里教书时,一天,有几位医生来拜访他,向他请教:"先生,人生病时,一般体温总是会升高,有什么办法帮助我们准确地测出体温,诊断病情呢?"医生们的这个请求,引起了伽利略的注意。

一次,伽利略给学生上物理实验课,他边操作、边讲解,学生们都听得入了迷。伽利略问一个学生:"当水的温度升高,并达到沸点时,罐内的水平线为什么会上升?""因为水到达沸点时,体积增大,水就膨胀上升;水冷却,体积缩小,又会降下来。"这个学生做了正确的回答。伽利略满意地听完学生的回答,忽然联想到几天前医生们提出的问题,仿佛找到了答案。他想道:水的温度发生变化,体积也随着变化;反过来,水的体积变化了,不是也能测出温度的变化吗?一下课,伽利略忙回到办公室,根据热胀冷缩的原理,做起了试验。但几次试验,他都失败了。

一天,伽利略手握试管底部,让管内空气渐渐变热,热后将试管的上端插入水中。他发现:当他松开握着的手时,水在试管里被慢慢吸上去一截;当他再握住试管时,水又渐渐从试管里降下去。从水的上升和下降,可以看出管内温度的变化，但这还不能交给医生们去使用，因为医生拿着一个试管和一盆水不仅太累赘，而且也看不出温度变化的程度。后来，伽利略又做了多次改进，把一根很细的试管装上一些水，排出里面的空

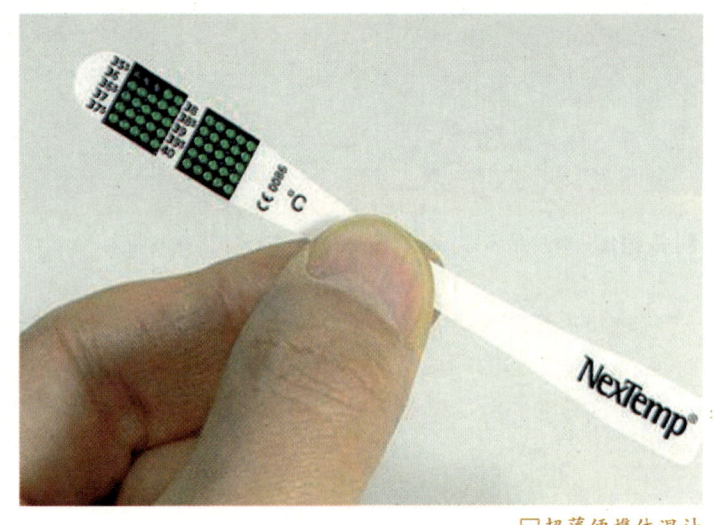
□超薄便携体温计

气，密封好，并在试管上刻上刻度。然后，将这个自制的密封试管交给医生用。医生让病人握住试管，果然，从水上升的刻度获得病人的体温，这就是世界上第一支体温计。

但是，到了冬天，体温表里的水结上了冰，一个个体温表都爆裂了。后来，伽利略在这种体温表的基础上，又经过了几十次试验，终于试制成了世界上第一支气温温度计。它是一根有刻度的直形细管，封闭的一端呈球形，未封闭的一端插在水里，可从管内水柱的高低测出气温。

1654年，伽利略的学生伏迪南用酒精代替了水柱，这就是现代温度计的雏形。1657年，意大利人阿克德米亚又用水银代替了酒精，这样就与现代的温度计相差无几了。

1714年，德国物理学家华伦海特，初期研制的体温表是把盛着酒精的玻璃管放在冰雪和盐的混合物里，看玻璃管内酒精降到哪里，刻上一条线，然后把表含入口中，看酒精升到哪里，又刻上一条线。把这两条线作为固定点，再把两条线之间分成0°~96°。这就是初期的体温计。后来，华伦海特把冰点定为32°，沸点为212°，发明了华氏温度。这样分法的温度计叫华氏温度计。

继华氏温度计之后，瑞典物理学家摄尔修斯又发明了一种更为简便实用的温度计，以冰点为0°，沸点为100°，冰点和沸点之间分为100等份，每

一份为1°,这样分法的温度计叫摄氏温度计。

1865年,英国的阿尔伯特发明了一种很有特色的体温计,特点是储存水银的细管里有一狭道,当体温计接触人体后,水银很快升到人体实际体温处,取出后水银柱不下降,而是在狭道处断开,使狭道以上部分始终保持体温度数。这种温度计受到了临床的欢迎和普及应用。

人体温度相对恒定是维持人体正常生命活动的重要条件之一,如体温高于41℃或低于25℃时将严重影响各系统,特别是神经系统的机能活动,甚至危害生命。所以说,用体温计为病人检查体温并观察其变化,对诊断疾病、做好预防工作有着重要意义。

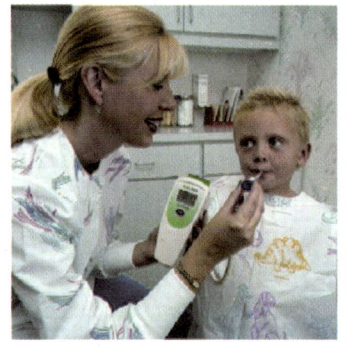

知识链接

人的体温

体温计用于体温测量的时候,一般测量的部位有直肠、腋窝和口腔三处。直肠温度平均为37.5℃,口腔温度平均为37.2℃,腋窝温度平均为36.7℃。在正常情况下,人的体温随昼夜、性别、年龄、肌肉活动及精神因素而有所改变。昼夜变化,一般在2~6时最低,14~20时最高,变化范围不超过1℃。

听诊器的发明

科普档案 ●物品名称:听诊器 ●时间:1814年 ●发明人:雷奈克 ●功能:判别心跳、血压等生命体征

听诊器是医生检查病人、诊断疾病的一种重要器械。它的出现至今已有100余年的历史,世界上第一支听诊器是由法国病理学家雷奈克发明的。

雷奈克出生于1781年。6岁那年,雷奈克的母亲便因肺结核去世了,他父亲是个小公务员,由于担负不了沉重的生活压力,就把小雷奈克送到他的叔叔居洛木医师那里寄养。少年时代的雷奈克本来很喜欢机械工程学,但由于受叔叔的影响,雷奈克最终还是选择了不受人瞩目的医学作为以后的职业。1801年4月中旬,雷奈克揣着父亲和叔叔给他的600法郎前往巴黎。3年后,雷奈克通过了当时最优秀学校的所有严格的资格考试,获得了一名法国医学生所能获得的最高荣誉,被选进属于皇家医学会的医学卫生学院。

1816年的一天,雷奈克被请去给一位贵族小姐诊病。雷奈克去了后,看到那位面容憔悴的小姐坐在长靠椅上,紧皱着双眉,手捂胸口,看起来病得不轻。等小姐捂着胸口诉说病情后,雷奈克医生怀疑她染上了心脏病。

若要诊断正确,最好是听听心音,早在古希腊的《希波克拉底文集》中,就已记载了医生用耳贴近病人胸廓诊察心肺声音的诊断方法。雷奈克也从中获知这一听诊方法,平时常常用来诊察病人。但是,当时的医生都是隔着一条毛巾用耳朵直接贴在病人身体的某一部位来诊断疾病,而这位病人是年轻的贵族小姐,这种方法明显不合适。雷奈克医生在客厅一边踱步,一边想着能不能用新的方法。走着走着,雷奈克脑海里突然浮现出前几天他见到的一件事情。那是在巴黎的一条街道旁边,堆放着一堆修理房子用的木

材。有一天,几个孩子在木料堆上玩儿,其中有个孩子用一颗大钉敲击一根木料的一端,他叫其他孩子用耳朵贴在木料的另一端来听声音,他敲一敲,问一问"听到什么声音了"?"听到了有趣的声音!"孩子们笑着回答。

雷奈克医生灵机一动,马上叫人找来一张厚纸,将纸紧紧地卷成一个圆筒,一头按在小姐心脏的部位,另一头贴在自己的耳朵上。果然,小姐心脏跳动的声音连其中轻微的杂音都被雷奈克医生听得一清二楚。他高兴极了,告诉小姐的病情已经确诊,并且一会儿可以开好药方。

雷奈克医生回家后,马上找人专门制作了一根长30厘米,口径0.5厘米的空心木管,为了便于携带,将其剖分为两段,用螺纹旋转连接,这就是第一个听诊器,它与现在产科用来听胎儿心音的单耳式木制听诊器很相似。因为这种听诊器样子像笛子,所以被称为"医生的笛子"。后来,雷奈克又做了许多试验,最终确定为用喇叭形的象牙管接上橡皮管做成单管,这样的听诊,效果更好。

雷奈克的听诊器后来经过奥地利人斯科达的改进,变成了非常好用的双耳听诊器,今天已普遍用于世界各地。那么,医生是如何用听诊器诊断心脏疾病的呢?原来,我们心脏搏动的声音可以通过胸壁传出来,心脏听诊一是要听心率,二是要听心律,三是要听心音。

心率是指心脏每分钟搏动的次数,每个人的心搏次数差别很大,在精神和身体完全放松的情况下,正常成年男性的平均心率是65~70次,女性是70~75次,儿童就快得多。人在睡眠时心脏也要"偷点儿懒儿",心率减慢;在剧烈运动或高度兴奋时,它就急剧加快,每分钟可达150~200次。病理情况下,如休克、大出血和发热等许多危险情况出现时,心率也明显加快。

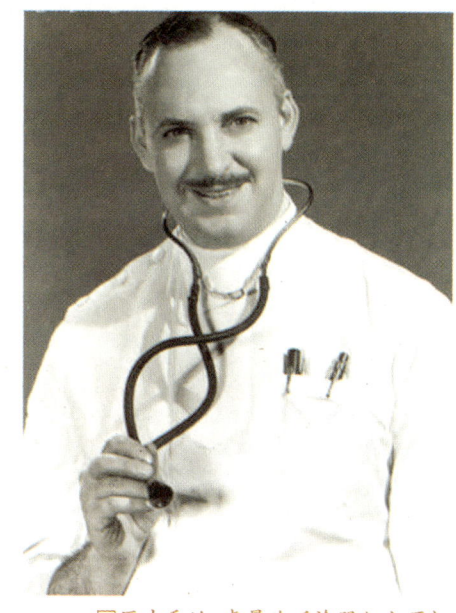
□医生乔治·卡曼为听诊器加上耳机

一般一次心搏能听到两个声音,第一声柔和、低沉,而且持续时间长,声音像"咚"那样;第二声像"哒",它比较短而尖。这两个声音很快地连续出现,接着有个很短暂的间隔,听起来就是"咚哒——咚哒——咚哒",节律整齐。如果节律不整,"咚哒——咚哒—咚——咚哒",或出现其他不规则节律,就说明心脏出了问题。"咚"的那一声是伴随着房室之间瓣膜的关闭而产生的,"哒"的那一声是主动脉瓣和肺动脉瓣关闭的声音。所以,如果瓣膜有了什么异常,这些声音就要改变。因此心脏听诊对检查、诊断各种类型的心脏病是很有用的。

通过心脏听诊可以诊断出多种心脏病,如急慢性风湿性心脏病、高血压性心脏病、冠状动脉硬化性心脏病、先天性心脏病、梅毒性心脏病、心肌病和心包炎等。所以,心脏听诊仍是医生目前判断心脏病变不可缺少的重要方法。

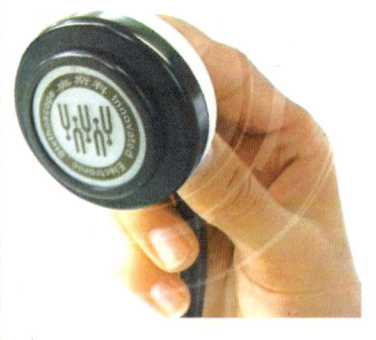

知识链接

微波听诊器

科学家发现,人体受到损伤或病变的组织往往比周围正常组织的温度略高,只要测出温度的细微变化,疾病的部位便可迅速地得到确定。根据这一原理,科学家发明了微波听诊器。使用微波听诊器时,先由外形与话筒相似的天线接收器,接收人体病变组织因发热而产生的不同微波信号,然后根据收集到的声音不断移动天线接收器,最终发现病变部位。

血压计的发明

科普档案 ●物品名称：血压计　●时间：1905年　●发明人：柯罗科夫　●功能：测量血压

通常所说的血压，是指体循环的动脉压，是血管壁受到的侧压与大气压之差。医生诊病或体检时，常会使用血压计来测量血压。

血液在血管内流动时，因为血液使血管充盈，则对血管壁造成一种侧压力，就叫血压。它来自心脏收缩时释放的能量。由于血液在沿着血管流动的过程中，需不断克服阻力，消耗能量，所以血压在循环过程中是逐渐下降的。通常所说的血压，是指体循环的动脉压，是血管壁受到的侧压力与大气压之差。医生诊病或体检时，常会使用血压计来测量血压。然而你可知道，血压计是怎么发明出来的？

早在18世纪初，英国人哈斯就已思考过血压问题，并想出一种简单测量血压的方法。他用一根长约2.74米的玻璃管的一头与铜管连接，然后插入马的动脉血管中。这时，马的血液在玻璃管里上升到2.51米高。这种最为原始的血压测量法极不方便，因为需要一根很长的管子。后来，法国人普赛利采用内装水银的玻璃管来测量血压，此法减少了所用玻璃管的长度，因为水银的比重是水的13.6倍，玻璃管内的压力

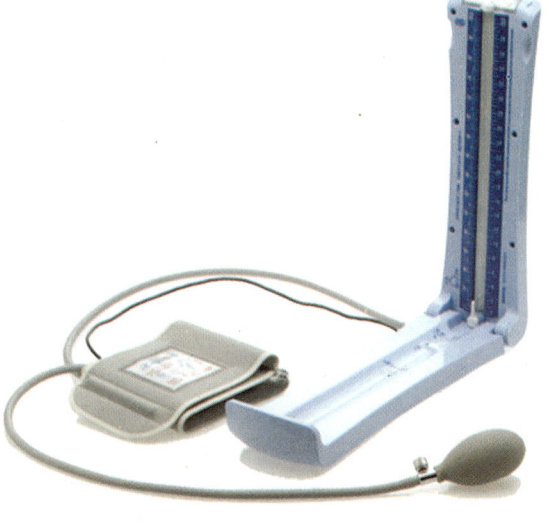

□血压计

即使很大,也不至于把管中的水银柱顶起多高。比起哈斯来,普赛利这种血压测量法要简便多了。然而,哈斯、普赛利的血压测量法均属于直接法,其所测血压虽比较准确,但每测一次血压,都要损伤血管。

1896年,意大利人里瓦·罗克西发明了一种不损伤血管的血压测量法。他用一个橡皮囊臂带缠绕在手臂上,然后用一个与橡皮囊臂带连通的橡皮球给橡皮囊臂带充气,观察与橡皮囊连通的玻璃管内的水银柱高度,以此来推测血压数值,此法测量血压虽然不损伤血管,但测量出的血压数值不太准确。

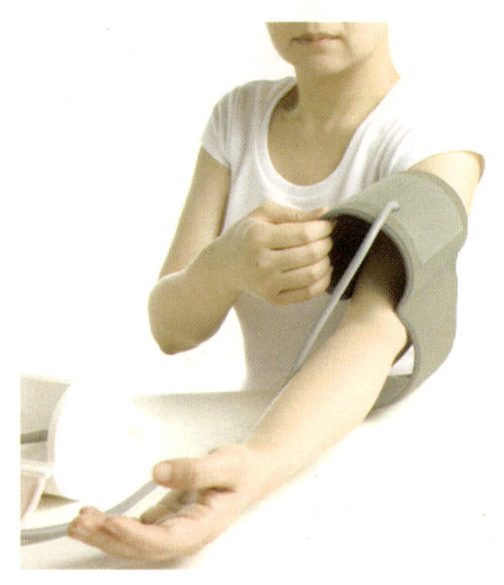

□测量血压

怎样的血压测量法既不损伤血管,又能准确地测得血压数值呢?1905年,苏联医生柯罗科夫发明了两全其美的血压测量法,这就是现在医生经常使用的柯氏水银柱血压计。

柯氏水银柱血压计有一个不漏气的袋子,袋子连出来两条橡皮管,一条管连着一个橡皮球,另一条管连着一个压力计。压力计是一个装着水银的U形玻璃管,它固定在一个以毫米为刻度的尺子上。医生将袋子缠在病人的上臂处,捏那个球使袋子充气。袋子里增高的压力使压力计直管里的水银上升,同时,充气的袋子压迫上臂的大动脉。医生继续向袋子里打气,直到腕部的脉搏消失为止,这表明袋子下面的动脉里面已经没有血液流动。这时他把听诊器放在紧靠袋子下面的动脉上,将橡皮球旁边的阀门缓缓打开,袋子里的空气慢慢外漏,压力也就逐渐下降。袋子下面的血管受压减轻,便开始有血液流动。动脉里一旦有血液开始流动就会听到一种轻轻的"嗒嗒"声。这时记下水银柱高度的读数,这个读数代表着收缩压。这是心脏收缩时,动脉血压所达到的最高数值。

医生把袋子里的空气再往外放,压力就继续下降,血液流经动脉的声音就变得响些,接着突然变得含糊不清直至消失,在这个声音刚要消失时水银柱高度的读数就是舒张压。这是心脏在舒张时,动脉血压所降到的最低值。

血压的单位过去用毫米汞柱表示,如今使用我国法定的计量单位"千帕"来表示。医生一般在测量之后,就用一分子式形式记录下来。例如16/10千帕,就代表某人收缩压16千帕,舒张压是10千帕。

按照1999年世界卫生组织建议使用的血压标准是:正常成人收缩压应小于或等于18.6千帕(140毫米汞柱),舒张压小于或等于12千帕(90毫米汞柱)。如果成人收缩压大于或等于21.3千帕(160毫米汞柱),舒张压大于或等于12.6千帕(95毫米汞柱)为高血压;血压值在上述两者之间,亦即收缩压在18.9~21.2千帕(141~159毫米汞柱)之间,舒张压在12.1~12.5千帕(91~94毫米汞柱)之间,为临界高血压。

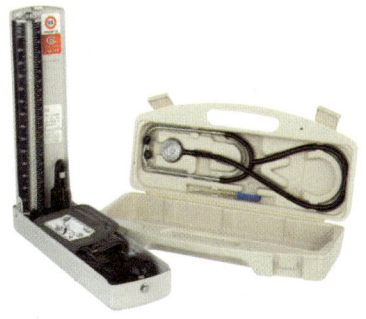

知识链接

动脉血压的生理性变动

健康人动脉血压在日常生活中基本恒定,但也常有生理性变化。运动时、进食后、情绪激动时升高;睡眠时、轻松愉快时血压稍降。吸气时血压先降后升,呼气时血压先升后降,这些血压变化多呈暂时性。瘦弱的人血压多偏低,超重的人血压多偏高。男性40岁以后,女性35岁以后动脉血压的升高比较明显,其中收缩压比舒张压升高更为明显。

电子显微镜的诞生

科普档案 ●设备名称:电子显微镜 ●时间:1933年 ●发明人:鲁斯卡 ●功能:了解细胞的微细结构

显微镜让人们看到了许多微小生物和构成生物的基本单元——细胞。但随着对细胞研究的不断深入,光学显微镜显示出了局限性,电子显微镜应运而生,它为人类揭开了光学显微镜看不到的五光十色的微观世界的奥秘。

显微镜是一种精密的光学仪器,已有300多年的发展史。自从有了显微镜,人们看到了过去看不到的许多微小生物和构成生物的基本单元——细胞。但随着对细胞研究的不断深入,光学显微镜便显示出了明显的局限性。由于光学显微镜不论质量如何改善,它的放大率也至多能到1500倍,这对进一步了解细胞的微细结构来说,显然是不够的。

19世纪末,德国一位名叫阿贝的光学家认为,光学显微镜的分辨本领大约是使用光线波长的一半。既然光线的波长可以影响分辨本领,那么如

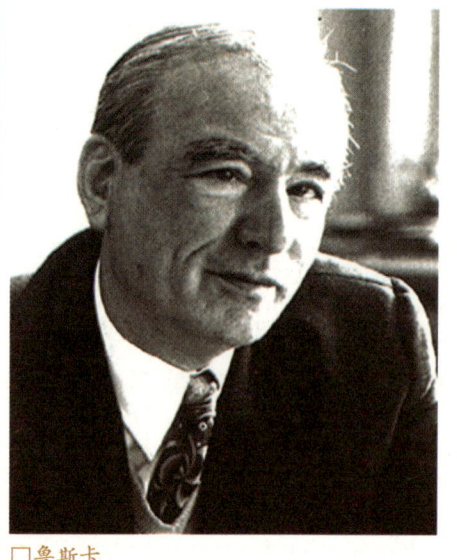

□鲁斯卡

果使用波长短的光线来做光源,不就可以把显微镜的分辨本领提高一些了吗?分辨本领高了,放大倍数自然也就提高了嘛。当时,科学家已经知道紫外线、X射线、γ射线的波长要比光波短。经过多年的努力,在20世纪初出现了紫外线显微镜,后来又出现了X射线显微镜。

1924年,法国科学家德·布洛依证明了任何一种粒子,当它们在快速运动时,必定都伴有电磁辐射,辐射波的波长与粒子的制裁量及粒子运动的速度成反

比。这真是一个好消息：如果能用高速运动的电子来做光源而发明出一台电子显微镜的话，那该是多么振奋人心啊！可惜，德·布洛依的证明并没有引起人们的重视。那时，许多科学家都在从事高压阴极射线示波器的研究。1924年，一个名叫加柏的科学家在德国柏林进行这项研究时，无意间制造出了一种短焦距、有会聚能力的线圈，然而，加柏不能解释为什么这种线圈具有会聚作用，也不知道这样的线圈有什么用处。两年以后，又一位德国科学家布施发现，加柏制造的线圈对电子可以起透镜的

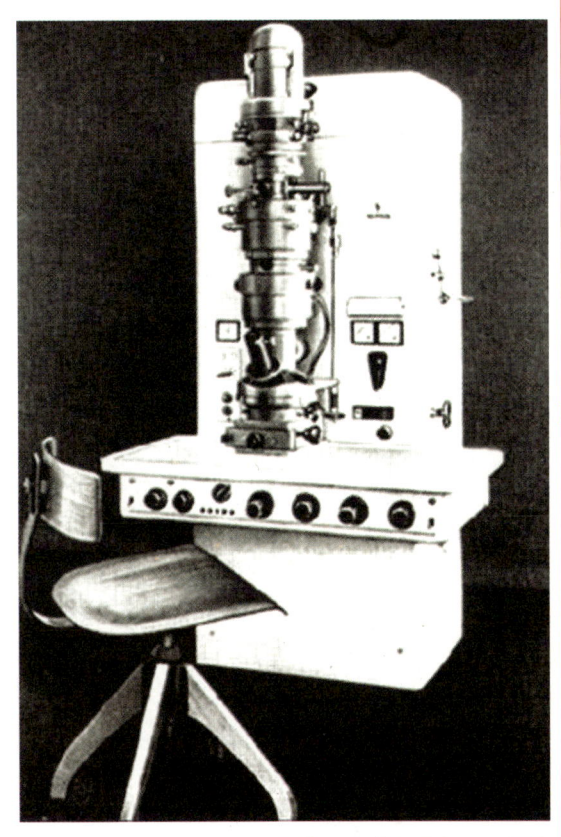

□第一台透射式电子显微镜

作用。他发现高速运动的电子在电磁场的作用下会发生折射，并且能被聚焦，就如同普通的可见光通过透镜被折射聚焦一样。然而，这个重要的发现同样没有及时应用到制造电子显微镜方面来。

　　德·布洛依和布施的两个发现，为电子显微镜的发明指出了方向。1932年，德国柏林工科大学的年轻研究员鲁斯卡制作了第一台电子显微镜——它是一台经过改进的阴极射线示波器，成功地得到了铜网的放大像——第一次由电子束形成的图像，加速电压为7万伏，最初放大率仅为12倍。尽管放大率微不足道，但它却证实了使用电子束和电子透镜可形成与光学像相同的电子像。经过不断地改进，1933年年底，鲁斯卡终于建成了一台真正的电子显微镜，它的最高放大倍数达到12000倍。此后，鲁斯卡得到了他的兄弟赫尔穆特的大力协助。赫尔穆特是个医生，在医学界小有名气，生活富裕舒适，但他毅然放弃了这一切，决心和鲁斯卡一起把电子显微镜试用到

医学上，以解决光学显微镜不能解决的疑难问题。经过几年的艰苦努力，鲁斯卡终于在1938年研制成功了世界上第一台真正实用的透射电子显微镜。次年，德国的西门子公司以这台电子显微镜为样机，生产了世界上第一批商品电子显微镜，并在第二次世界大战后运往其他国家。至此，电子显微镜便正式问世了，人类从光学显微镜时代进入了电子显微镜时代。

电子显微镜为人类揭开了光学显微镜看不到的五光十色的微观世界的奥秘，使大自然又向人类敞开了一个新领域的大门。

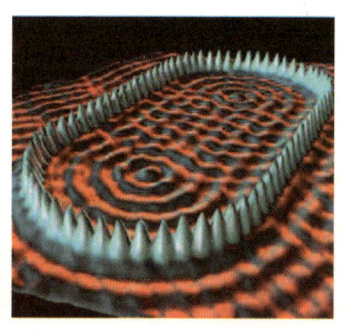

知识链接

扫描隧道显微镜

电子显微镜受本身的设计原理和加工技术手段的限制，放大率至多能达到200万倍。1982年，国际商用机器公司苏黎世实验室的科学家宾尼和罗雷尔发明了真空条件下工作的扫描隧道显微镜，这种新型的显微镜放大倍数可达3亿倍。它使人类第一次"看"到了物质表面的原子排列状态。

心肺机的发明

科普档案 ●设备名称：心肺机 ●时间：1953年 ●发明人：约翰·吉本 ●功能：替代心脏跳动、肺叶呼吸

> 体外循环是指应用人工管道将人体大血管与心肺机连接，从静脉系统引出静脉血，并在体外氧合，再经血泵将氧合血输回动脉系统的全过程，主要应用于心脏手术，体外循环技术的关键就是心肺机。

体外循环是指应用人工管道将人体大血管与心肺机连接，从静脉系统引出静脉血，并在体外氧合，再经血泵将氧合血输回动脉系统的全过程，主要应用于心脏手术。体外循环技术的关键是心肺机，它的发明者是英国医生约翰·吉本。

1930年10月3日，美国东部城市波士顿的麻省中心医院住进一个患有严重肺动脉血栓症的病人。这是极其棘手的一种疾病，在当时的医疗条件下，唯一的办法是进行大手术。先打开患者胸腔，然后除去肺动脉中的凝血块，再将胸腔缝合。而这种手术在当时的医生们看来是根本不可能的，因为医学常识告诉我们，一旦心脏停止跳动，血液循环也就戛然而止，就像抽水的水泵突然停止转动一样。血液循环停止6分钟，大脑便会发生缺氧，人的生命也就无可挽回。然而，短短的6分钟时间，即使最熟练的外科医生也无法

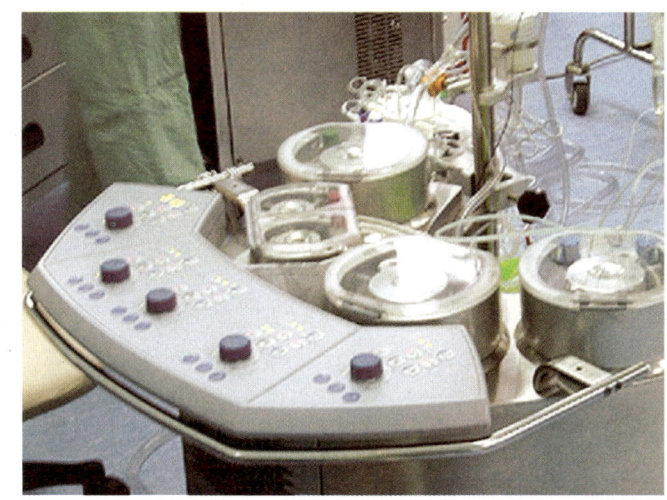

□人工心肺机

将最简单的心脏手术顺利完成。因此,延续到20世纪30年代,胸部大手术,尤其是心脏手术一直被视作医学禁区,谁也无法越雷池一步。可病床上的患者生命危在旦夕,如不进行手术,等待他的只有死亡。不如冒险一试,当时的医院外科医师查吉尔经过深思熟虑后,做出了断然决定。他和助手——实习医生约翰·吉本将病人麻醉,然后快速切开血管,但是,手术尚未完毕,病人就因脑缺氧而死去。手术又一次毫无例外地失败了。血的教训深深地激励着年轻的吉本去攻克难关。他开始了发明尝试,想制造一种能替代心脏跳动、肺叶呼吸的机器,以突破这关键的6分钟。

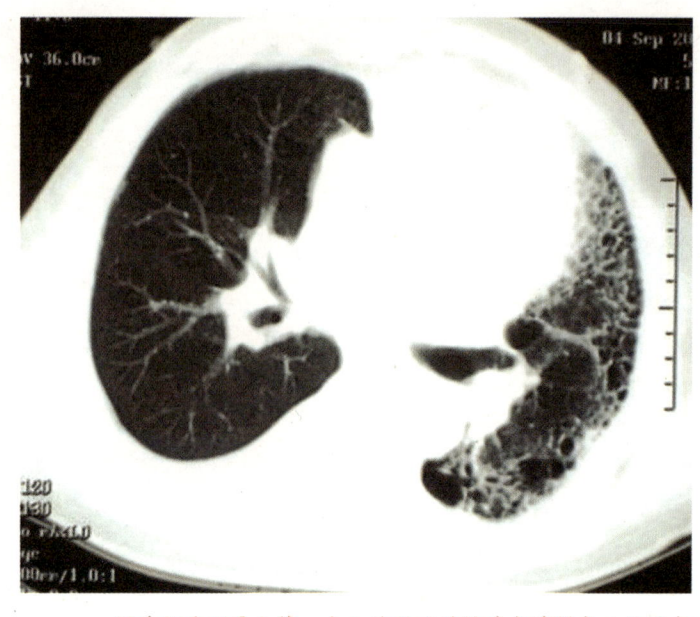
□美国是世界上第一个心肺同时移植手术获得成功的国家

1931年2月,吉本实习结束,立即和研究生玛丽一同开始了研究人工心肺机的工作。历时五载的呕心沥血,吉本和玛丽终于制成了世界上第一台能够替代人类心肺的机器。

吉本的第一部机器是用一个中空的金属圆筒做的。当圆筒旋转时,血液被迫流向圆筒的内层,同时氧气被吹到上面。遗憾的是,这个机器不能供给足够的氧和血液来满足机体的需要,吉本陷入了绝望。后来吉本的同事改进了机器的设计,在圆筒的内层覆盖了一层丝网,血液被搅动的同时能快速吸收氧气。这台人工心肺机可代替心肺功能达3小时50分钟,这样,医生们可以从容地对患者进行一场中等难度的心脏手术。6分钟极限终于被突破了!不过,要在医学上临床运用,还必须有其他功能的附件。吉本又经过多年努力,终于在1953年制成了实用的心肺机。从此,不仅是6分钟极限被突破,这种崭新的人工心肺机可连续工作几天。医生们可以充分自如地进行各种复杂的心脏手术。

1953年年初,波士顿麻省中心医院对一个15个月的男婴做心脏手术获得成功。同年5月6日,吉本又在人工心肺机的神助之下为一个18岁的青年做心脏手术,取得成功。为此,美国国会特地给吉本颁发了32万美元的奖金,以表彰他对人类做出的卓越贡献。

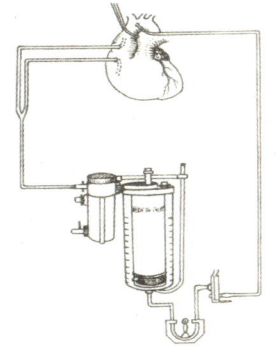

知识链接

体外循环

体外循环是从近心脏处的上、下腔静脉插入一管道,将机体的静脉血引流并注入人工肺脏。而后,氧合了的血液再通入人工心脏——血泵加压,把血液重新输送回人体的主动脉。没有体外循环,心脏的复杂手术就不能进行。所以说,吉本利用心肺机进行体外循环手术是胸心外科史上一个划时代的里程碑。

心脏起搏器的发明

科普档案 ●设备名称:心脏起搏器　●时间:1932年　●发明人:海曼　●功能:保护、治疗心脏

> 心脏起搏器对心脏的保护和治疗,可以说是20世纪最伟大的发明。自它问世以来,已有效地延长了成千上万心脏病患者的生命,人们誉之为"生命之宝"。

威胁现代人们健康的最大杀手是什么?不是癌症也不是车祸,而是心脑血管疾病,拥有一颗好心脏,人就降低了一半的健康风险。而心脏起搏器对心脏的保护和治疗,可以说是20世纪最伟大的发明。自它问世以来,已有效地延长了成千上万心脏病患者的生命,人们誉之为"生命之宝"。然而你可知道,心脏起搏器不等于人工心脏,它不能代替心脏输送血液,而只是产生电脉冲吗?

早在1802年,意大利人奥尔蒂尼曾对用刑后死去两小时的死刑犯给予电刺激心脏,试图恢复其心跳,但未成功。同时代的瓦萨里用电刺激法曾成功地使刚刚死亡的患者心脏又恢复跳动。1947年,斯威特采用电刺激法使两例在手术中心脏停止跳动的患者心脏复苏。这种通过电刺激的方法实现人工心脏起搏的范例,为研制心脏起搏器打下了技术和理论基础。

现代医学研究证实,心脏是通过内在有节律的电脉冲系统的控制来输送血液。电脉冲通过神经传遍心脏,而神经与肌肉纤维相连,使其收缩。现代医学研究又证实,有两根主要的神经通过负责泵送血液的心室,如果有一根神经工作失常,心脏跳动就会出现紊乱;如果两根神经同时有数分钟工作失常,就会使患者出现休克。心脏里另外还有一套备用的脉冲系统,在紧急情况下,这套脉冲系统就会做出应急反应,促使心脏泵血。但是,此时的心跳却比正常状态下的心跳慢50%,所泵出的血不能较长时间地维持

人体正常的需求。面对这种情况,医学家们便开始研究可否借用外界的"力量"刺激,使得第一套神经系统恢复正常工作,促进心脏正常泵血。

最先提出在心搏停止时使用感应电脉冲思路的是一位英国医生,他叫沃尔什。沃尔什在1862年发表的一篇论文中提出了这个方法。10年以后,沃尔什的法国同事德布洛内在一篇论文中描述了用所谓的"电手"做的实验:医生把一个电极安在心搏停止的病人的皮肤上,把另一个电极握在自己右手中。与此同时,用左手有节奏地轻压病人的胸膛,就会促使心脏收缩,病人的心脏就会重新跳动起来。

在美国海军服役的美国心脏病专家海曼,经反复实验研究,使法国德布洛内的"电手"具备了临床使用价值。1932年,他研制成世界上第一台心脏起搏器,他当时称之为"人工心脏起搏器"。从此,一个新的术语被引入医学词典。

第二次世界大战期间和战后的技术发展,使起搏器的体积能缩到很小很小,甚至能缩小到可以永久地安装在病人的体内。1950年以后,很快就研制成功了约12种不同的起搏器。

1952年,左尔成功地完成了一个起搏器试验,将电极电流装在了病人的胸腔外部。病人心脏血液回流不好,但是戴上这种起搏器后仅两天,病人心脏恢复了正常心跳。尽管这种电击有疗效,但是通过皮肤进行的电击确实给病人带来了痛苦,而且这种起搏系统还要求配备外部电源插座。

美国发明家格

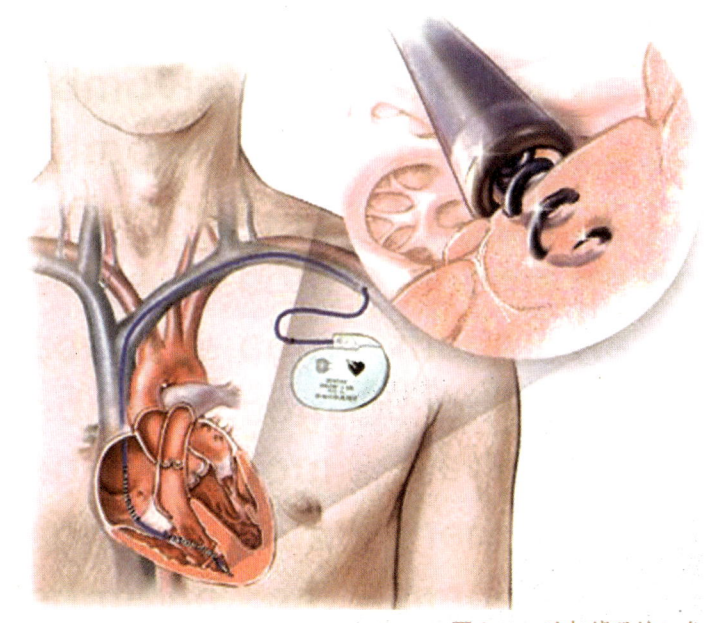
人工心脏起搏器植入术

雷特巴奇一直在试验可植入式心脏起搏器,但是,带有真空管和电池的这个系统体积太大,根本没办法植入人体。随着晶体管技术的发展,格雷特巴奇发现了制造更小起搏器的可能性。他与查达克医生在纽约州布法罗的美国退伍军人管理局医院继续进行合作研究。1960年,格雷特巴奇在自己的车间制造出了一个起搏器模型,并成功地植入人体。

随着电池的改进和小型化,起搏器不断得到改进。1981年,美国人安德森和布伦韦尔开发并改进了起搏器,使用压电晶体对不同病人的不同需求做出及时反应,以适应不同病人的心跳需求。

现在,心脏起搏器日益精巧先进,品种多样。总的来说可分为两大类:一类心脏起搏器可以一直不停地产生电脉冲;另一类心脏起搏器只有在心脏神经系统失常后,它方才产生电脉冲。它是一种极精小的电子器件,由一个电池和一两个能放大从电池获得微弱电流的晶体管组成。由于晶体管有放大作用,心脏起搏器内的电池只需提供极少量的电流就行,该电池可用好多年才需更换一次。所以,现在多数心脏起搏器植于病人胸部皮肤下,至电池快耗尽,只要动一个小手术,把它从皮下取出,换上电池,便可继续工作。

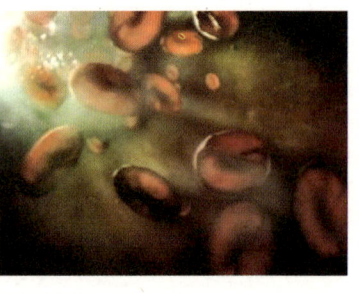

知识链接

燃料电池

2005年,科技人员新开发出了一种利用血液中的糖分发电的燃料电池。研究人员表示,接下来将对发明加以改进,增加发电量,最终希望能将其作为心脏起搏器等人体内植入的医疗部件的电源。

超声诊断技术的发展

科普档案 ●技术名称：超声诊断　　●发明时间：1922年　　●特点：无创、无痛、方便、直观

超声波具有方向性好、穿透能力强、易于获得较集中的声能，在水中传播距离远等特点，在医学方面的应用非常广泛。通常用于医学诊断的超声波频率为1~5兆赫兹。

我们知道，当物体振动时会发出声音。科学家们将每秒钟振动的次数称为声音的频率，它的单位是赫兹。我们人类耳朵能听到的声波频率为20~20000赫兹。当声波的振动频率大于20000赫兹或小于20赫兹时，我们便听不见了。因此，我们把频率低于20赫兹的声波称为"次声波"，把高于20000赫兹的声波称为"超声波"。超声波具有方向性好、穿透能力强、易于获得较集中的声能及在水中传播距离远等特点，在医学方面的应用非常广泛。

通常用于医学诊断的超声波频率为1~5兆赫兹。超声诊断的工作原理与声呐有一定的相似性，即将超声波发射到人体内，当它在体内遇到界面时会发生反射及折射，并且在人体组织中可能被吸收而衰减。因为人体各种组织的形态与结构是不相同的，因此其反射与折射及吸收超声波的程度也就不同，医生们正是通过仪器所反映出的波形、曲线，或影像的特征来辨别它们。此外再结合解剖学知识、正常与病理的改变，便可诊断所检查的器官是否有病。

与其他先进的医疗诊断技术一样，超声波诊断技术也走过了一个漫长的发展历程。1922年，德国出现了首例超声波治疗的发明专利。1942年，奥地利医生首次将超声波技术用于临床诊断，扫描颅骨内的病变，并由此发展出了A型超声诊断仪器。20世纪40年代末期，超声治疗在欧美兴起。在1949年召开的第一次国际医学超声波学术会议上，有了超声治疗方面的论

奥妙无穷的人体秘密

▼ 超声诊断技术的发展

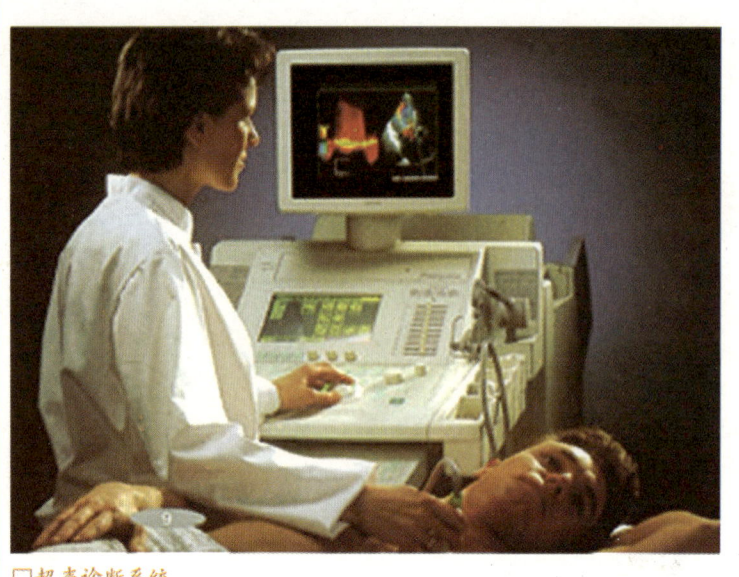
□ 超声诊断系统

文交流，为超声治疗学的发展奠定了基础。1956年第二届国际医学超声波学术会议上已有许多论文发表，超声治疗进入了实用成熟阶段。

目前，医生们应用的超声诊断方法有不同的形式，可分为 A 型、B 型、M 型及 D 型四大类。

A 型是以波形来显示组织特征的方法，主要用于测量器官的径线，以判定其大小。可用来鉴别病变组织的一些物理特性，如实质性、液体或是气体是否存在等。

B 型是用平面图形的形式来显示被探查组织的具体情况。检查时，首先将人体界面的反射信号转变为强弱不同的光点，这些光点可通过荧光屏显现出来，这种方法直观性好，重复性强，可供前后对比，所以广泛用于妇产科、泌尿、消化及心血管等系统疾病的诊断。

M 型是用于观察活动界面时间变化的一种方法。最适用于检查心脏的活动情况，其曲线的动态改变称为超声心动图，可以用来观察心脏各层结构的位置、活动状态、结构的状况等，多用于辅助心脏及大血管疾病的诊断。

D 型是专门用来检测血液流动和器官活动的一种超声诊断方法，又称为多普勒超声诊断法。可确定血管是否通畅、管腔是否狭窄、闭塞及有病变部位。新一代的 D 型超声波还能定量地测定管腔内血液的流量。近几年来科学家又发展了彩色编码多普勒系统，可在超声心动图解剖标志的指示下，以不同颜色显示血流的方向，色泽的深浅代表血流的流速。

随着科学技术的进步,立体超声显像、超声CT、超声内窥镜等超声技术不断涌现出来,并且还可以与其他检查仪器结合使用,使疾病的诊断准确率大大提高。超声波技术正在医学界发挥着巨大的作用,随着科学的进步,它将更加完善,更好地造福于人类。

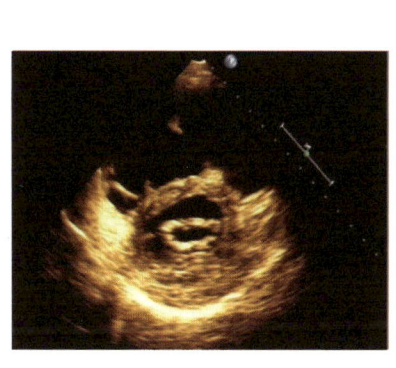

知识链接

超声波的应用

超声波除了用于疾病诊断之外,现在已用于医疗。超声波手术刀和超声波结石粉碎机已经在临床上广泛应用。用超声波治疗脑血管意外堵塞和冠心病的效果也令人瞩目。另外,超声加热治癌机对癌症的治疗已被确认为继手术、化学疗法、放射疗法之后的第四种有效手段。

CT机的诞生

科普档案 ●设备名称：CT机　●发明人：豪斯菲尔德　●特点：能区别差异极小的X线吸收值

CT是从1895年伦琴发现X线以来，在X线诊断方面的最大突破，是近代飞速发展的电子计算机控制技术和X线检查摄影技术相结合的产物。

CT机是"计算机X线断层摄影机"的英文简称。现代医院里应用的CT诊断装置是巨大的乳白色机体，耸立在CT诊断室里，各种指示灯闪烁不停，可活动的检查床会自动将病人缓缓送入机内检查。当医生按下指令后，仪器能很快按照医生的要求进行检查，将检查图像一幅幅地在电视屏上显示，并同时将图像一幅幅储存在电脑里，需要时可以将一幅幅图像从电脑里取出来，还可以将图像转摄到X光胶片上。检查之快捷方便，显示的检查图像之清楚，自动化程度之高，真可谓现代医学的"火眼金睛"。它有今天这么先进的功能，良好的检查效果，不知凝聚了多少科学家的心血。

1895年，德国科学家伦琴发现了神奇的X射线，这种射线能透过血肉之躯看见人体的骨骼。一年后，X射线被正式应用到临床医学上，用来检查人的骨骼、肺部的疾病，使成千上万的病人由于得到及时的发现和治疗，恢复了健康。可是，X射线毕竟太过简单了，它只是将具有形态的抗体部位摄成平面像，前后各部分组织相互重叠，只有各组织

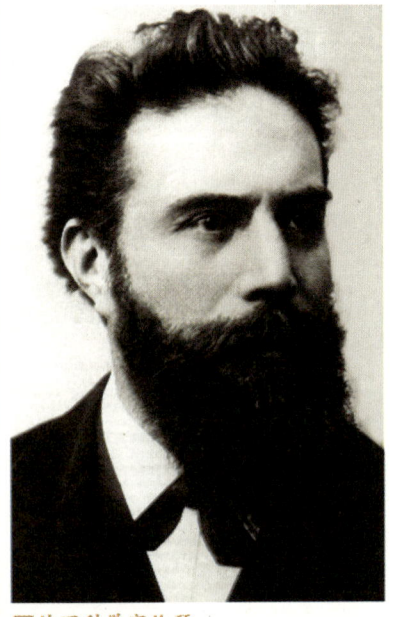
□德国科学家伦琴

对X射线有足够的吸收差别时，才能显示出病变。而且有些组织、器官由于组织之间对X射线的吸收差别小，在利用X射线诊断时就受到很大限制。于是，许多科学家都在寻找一种新的技术来代替X射线检查，检查过去不能用一般X射线检查的部位和脏器。

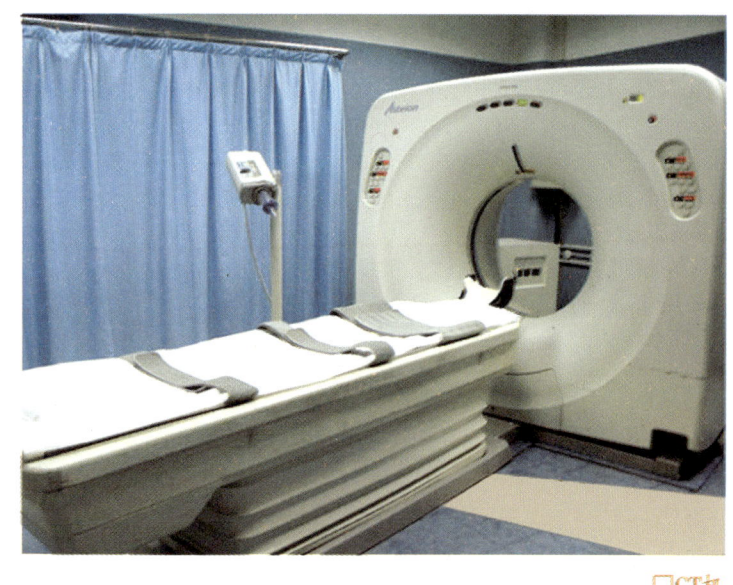
□CT机

1957年，美国物理学教师柯马克在一家医院兼任技师，他目睹大批晚期癌症患者，因未能得到及时诊治而痛苦地离开人世。为了更清楚地给人体摄像，他想把电子计算机和X光机联合起来，全面检查人体，以达到早期发现癌症的目的。无独有偶，几乎与此同时，英国的一位电子学工程师豪斯菲尔德，也有同样的设想。这两位素不相识的科学家远隔重洋，在各自不同的岗位上，为着一个共同的高尚目标而不懈地奋斗着。

经过多年的研究，他俩发现人体各部分组织对X射线的吸收程度各不相同，而癌组织和正常组织对X射线的吸收差别更大。如果用电子计算机一起来分层计算它的吸收程度，癌症就很容易被检查出来。

1969年，豪斯菲尔德制作了一架简单装置，用加强的X射线为放射源，对人的头部进行实验性扫描测量，取得惊人的成功，得到了脑内断层分布图像。后来，他又致力于将测量扩展到全身。1971年9月，豪斯菲尔德与神经放射学家合作，在伦敦外一所医院安装了世界上第一台用电子计算机控制的"X射线层面扫描机"——CT机，开始了头部临床实验研究。10月4日检查了第一个病人。患者在完全清醒状态，朝天仰卧，X射线管在患者上方，绕检查部位旋转，在患者下方装置一计数器也同时旋转。由于人体器官、组织对射线吸收程度不同，病理组织和正常组织对 X 射线的吸收程度也不同。这些差别反映在计数器上，经电子计算机处理，便构成了身体部位的横断图像呈现在荧光屏上。实验结果在 1972 年 4 月召开的英国放射学家研究年会上首次发表，宣告了 CT 机的诞生。

CT 机的出现使传统的 X 射线诊断技术进入了计算机处理、电视图像显示的新时代。它一问世就成了医生的得力助手，特别是在人类抗癌斗争中建立了不朽的功勋。它的发明者柯马克和豪斯菲尔德，也因此被瑞典科学院授予 1979 年度的诺贝尔生理学或医学奖。

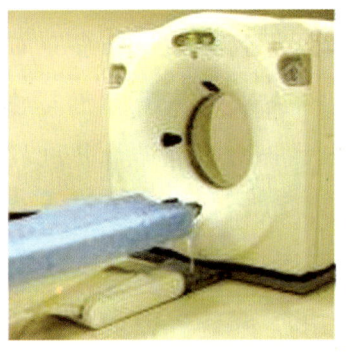

知识链接

第五代 CT 机

经过科学家的不断改进，CT 机目前已经发展到了第五代。它可围绕人体作 360°的连续旋转扫描，将人体内需要检查的部位分成数以千计的小点，通过 X 射线显像机，人体内小至 5~10 毫米的病灶，都能清晰地显示出来。尤为令人惊奇的是，X 射线摄下的照片，可以用于断定肿瘤是良性的还是恶性的，这就大大地帮助了医生对癌肿的诊断。

内窥镜的发明与应用

科普档案 ●设备名称:内窥镜 ●发明人:德索米奥 ●特点:可以看到X射线不能显示的病变

> 内窥镜是一种常用的医疗器械,它可以经口腔进入胃内或经其他天然孔道进入体内。利用内窥镜可以看到X射线不能显示的病变,因此它对医生非常有用。

世界上第一台内窥镜是1853年法国医生德索米奥创制的。最早的内窥镜被应用于直肠检查。医生在病人的肛门内插入一根硬管,借助于蜡烛的光亮,观察直肠的病变。这种方法所能获得的诊断资料有限,病人不但很痛苦,而且由于器械很硬,造成穿孔的危险很大。内窥镜检查一直在应用与发展,并逐渐设计出很多不同用途与不同类型的器械。

1855年,西班牙人卡赫萨发明了喉镜。德国人海曼·冯·海莫兹于1861年发明了检眼镜。1878年,爱迪生发明了灯泡,特别是出现微型灯泡后,使内窥镜有了很大发展,临时安排的手术内窥也可达到非常精确的程度。

1878年德国泌尿科专家尼兹创造了膀胱镜,用它可以检查膀胱内的某些病变。1897年,德国人基利安设想支气管镜。20多年以后,在美国人杰克逊的推动下,支气管镜进入了实用阶段。不久,在常规的肺病检查中开始使用这种支气管镜。1862年,德国人斯莫尔创造了食道镜。1903年,美国人

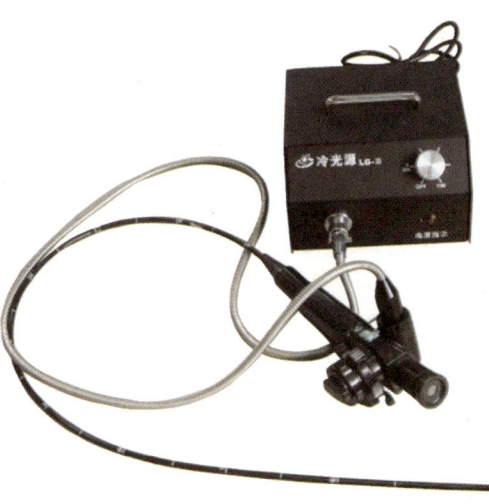

□内窥镜

奥妙无穷的人体秘密

▼ 内窥镜的发明与应用

凯利创制了直肠镜,但是到 1930 年后才开始普遍使用。1913 年,瑞典人雅各布斯改革了胸膜镜检查法。1922 年,美国人欣德勒创立了胃镜检查法。1928 年,德国人卡尔克创立了腹镜检查法。1936 年,美国人斯卡夫进行了脑室镜检实验,直到 1962 年,才由德国人古奥和弗累斯梯尔创立了脑室镜检法。

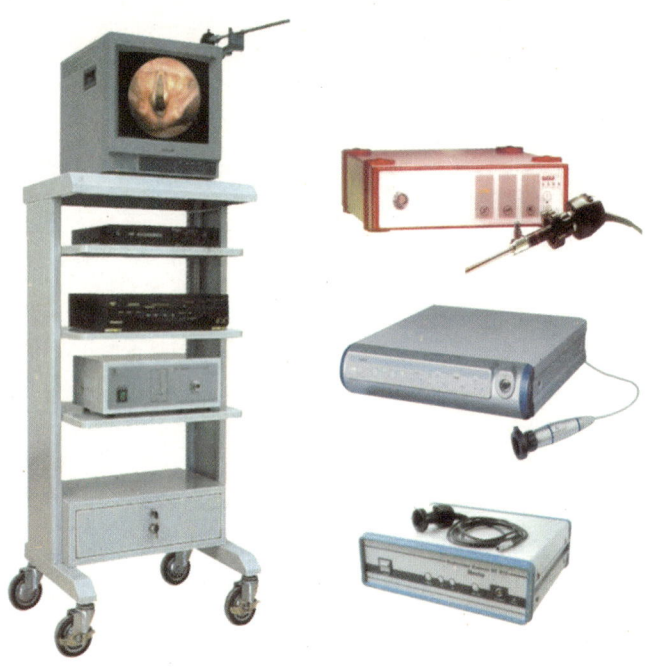
□高清电子式内窥镜

从此形成一整套镜检查法系列。

随着现代化科学技术的发展,有人开始对内窥镜进行改革,以便让它用上柔软的光学纤维。

研制纤维内窥镜碰到的第一个问题,是制造形状像鞋带一样的镜子,而且要有自己的光源。把有一定折射率的玻璃裹在一根折射率不同的玻璃棒上,就可能满足全反射定律,光就会沿着它们来回传输而没有损耗。这样,不管距离多远,要拐多少弯,人们都能从外面看到人体内部的情况。

纤维内窥镜最大的困难是制造极细的玻璃纤维,细到能把一束玻璃纤维插进人体内的孔道中,插进用于皮下注射的针中。美国宝雪龙公司一直致力于研制更细的玻璃纤维,结果研制成功了 15 微米的玻璃纤维。宝雪龙公司的纤维镜最初是用来在工业上做检查工作的。后来,美国心脏收缩镜公司给玻璃纤维消毒获得成功,这就为玻璃纤维镜在医学上的应用开辟了广阔的前景。

现在,人们还把内窥镜和电视摄像系统连接,可使医护人员在电视屏幕上共同观察、研究讨论,还可以录像及向远处传输会诊。除了光学内窥镜外，还出现了电子内窥镜和超声内窥镜，诊病的能力更高了。像电子胃镜，其图像的像素比纤维胃镜高得多，可达几十万，使得图像清晰度和细微的分辨力又提高了一步。电子内窥镜的关键是微型摄像系统，它是采用称作CCD的电荷耦合器来摄像，在电视屏幕上显示图像供医生观察和分析。

展望未来，内窥镜将能深入人体更多的部位进行观察检查，并更广泛地与计算机技术结合，来处理图像和进行智能诊断。在内窥镜下做手术也会有更大的发展和应用。

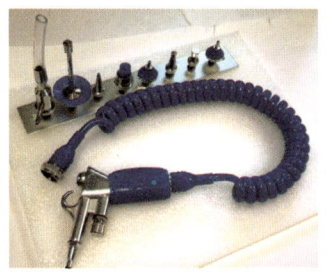

知识链接

内窥镜的种类

内窥镜可分为无创伤性和创伤性两种。前者指直接插入内窥镜，用来检查与外界相通的腔道，如消化道、呼吸道、泌尿道等；后者是通过切口送入内窥镜，用来检查密闭的体腔，如胸腔、腹腔、关节腔等。

人造器官的诞生

科普档案 ●技术名称：人造器官　　●分类：机械性、半机械性半生物性、生物性

人造器官在生物材料医学上是指能植入人体或能与生物组织或生物流体相接触的材料；或者说是具有天然器官组织的功能或天然器官部件功能的材料。

机器如果坏了一个零件，只要换上一个好零件就能正常运转了。人体也像一架大机器，只是当它的一个零件——器官损坏时，能不能换上一个完好的器官呢？

早在1542年，欧洲弗莱密西国的医生们就提出：动物的静脉坏了可以用苇管代替它。200年后，波兰医生加迪尼建议，在摘除白内障的同时，用人造水晶体植入眼睛，可以使盲人重见光明。那时人们非但不相信，反而有人控告他"妖言惑众"，结果他被法庭治罪。又过100多年，英国的眼科医生加·理德利偶然发现，手术时留在一名飞行员眼中的有机玻璃碎片竟没有引起他的眼睛发炎。这意味着把人造晶体植入人眼是不会有副作用的。于是他用塑料精心制作了人造晶状体，第一次用这种晶状体替换了病人眼中的浑浊晶状体，结果使病人恢复了良好的视力。从那时开始一直到现在，世界上就有数以万计的人在眼睛里装入了人造晶状体。并且人造晶状体的透明度甚至比天然晶状体还要高出35%！人造晶状体可以装入人眼内，那么其他人造器官是不是也可以植入人体，以取代损坏的天然器官呢？美国哈佛医学院的肾病专家默雷尔制造了一种特殊的容器，里面盛有一种专门配制的液体——透析液，当病人的血液从半透膜的管道中通过容器时，血液中的尿素和其他废弃物质便会跑到溶液中去，进而被清除掉。显然，这种容器具有肾脏的功能，因此被称为"人工肾"。

1959年,当人工肾刚刚制成时,默雷尔就接到一名患有严重肾病的经济学家的求救信,恳求医生设法延长他几个月的寿命,好让他将一部巨著的最后几章写完。默雷尔只好把还不很完善的人工肾移植到他的体内,果然延长了那位学者的生命,使他完成了传世的巨著。第二年,美国大学生阿尔伯斯也接受了人工肾,从而健康地活到老。从那以后,人工肾挽救了数以百万计人的生命,创造了医学史上的丰功伟绩。

人工肾的成功移植推动了人造器官的迅速发展。现在,几乎人体内的所有器官都可以人工制造了。假牙、假发早已在市场上普及;仿生耳可以使听觉神经完全受损的人恢复听觉;用金属或陶瓷材料制成的关节可以用来替代人们受损的髋关节、肩关节、肘关节、膝关节和腕关节;人造韧带也被用来代替受损的膝韧带。

人们不仅可以制造功能健全的假肢,而且可以制造肌肉和皮肤。用聚丙烯网状物制成的人造肌肉虽然不能产生力量,却能够有效地把人的肌体联结在一起,并起到加固肌肉组织的作用。科学家们用牛皮为原料生产出一种人造皮肤,它的较厚的下层是骨胶原,表层是薄薄的胶乳封闭层。把这种人造皮肤植于创伤处,可以使肌体逐渐吸收骨胶原,促使肌体自行分泌骨胶原,然后揭去表面封闭层,再将真皮移植上去。

英国人研制出了人造塑料肺,主要由与小型光盘播放机大小相当的扁平盒子组成,扁平盒子可以植入胸腔,它盒子中包含由多孔纤维管组成的氧气、二氧化碳两套网络。氧气管网中的氧气可以进入通过盒子的血液,而正常肺部需要通过口或鼻部排出的二氧化碳,可以通过另外一套纤维管网排出。新型塑料人工肺植入猪体内后,成功地替代了大部分猪肺的功能。研究人员认为,虽然目前塑料肺还无法模拟自然肺的所有功能,特别是无法实现为满足体内不同能量需要而发生的复杂化学反应,但这一新技术有望首先应用于那些等待肺移植的病人及用于紧急治疗肺部功能暂时丧失的患者。

英国还研制出一种人造血管,将它植入患者体内后可长期使用,并不易形成血栓。英国血管技术公司研制的这种人造血管的管壁是用聚合物纤维编织成的毛衣状结构,这样的结构具有很好的弹性,并且坚实耐用。科学家在这层管壁上再薄薄地涂上另一种聚合物,这种聚合物非常光滑,油脂很难在上面沉积,这样就可防止血栓的形成。这种血管直径只有6毫米,在现有人造血管中已算很细的了。

日本研制出一种可以靠人的意识大便,并且能用电控制的新型人造肛门,并投入临床应用。人造肛门的制造方法是,先把位于大腿内侧的大腿薄肌的肌肉切下一半,然后将其反转缠到肛管前端部分的周围。大腿薄肌的顶端代替括约肌,它是靠埋入腹部的起搏器的电刺激进行收缩。当患者想大便时,就用体外开关的专用磁铁中断起搏器的电流,使患者能够及时大便。采用这种人造肛门可以使患者靠自己的意识进行排便,排便口也设计在大致肛门的位置,因此它与过去的人造肛门相比,能更接近自然的排便状态,同时也减轻了患者的精神负担。

尽管人造器官研究取得了飞速发展,但是人们在制造人体最重要的一个器官——大脑时却碰到了异乎寻常的困难。这是因为人类虽然可以利用自己的大脑认识、改造世界,但至今也无法认清、改造人脑。医生们只能用速凝塑料修补病人受损的颅骨,却对产生意识和智慧的源泉无能为力。

日本和美国科学家在20世纪90年代开始研制"人造脑"。这一又名"单元自动机"的"人工脑"主要采用了计算机神经网络技术,其中将包含约3770万个人造"神经元",但这一数字与人类的1000亿相比还相去甚远,其"智能"可想而知。

2005年,瑞士科学家开始了"蓝脑计划",最初的目的是研究大脑的构造和功能原理。几年后该项目的影响扩大,来自英、美、以色列等国的脑科学专家也参与这一研究。于是,科学家们决定向"整体脑部模拟"进军,即根据实验数据与仿真计算,逆向打造哺乳动物的大脑。2009年,"蓝脑计划"的主管表示,先进的功能性人造大脑将在10年内变成现实。

很多人对"蓝脑"期待不已,希望人造大脑的出现能帮助揭开人类智慧的终极秘密。然而,即使先进的"蓝脑"被制造出来,它的各项指标也远远落后于人脑。"蓝脑"虽说还不能被称作真正意义的大脑,但它对神经系统科学、人工智能、纳米生物材料等前沿研究,具有显而易见的推动作用。最终,科学家们希望利用人造大脑,来了解从现实世界中获得的感知信息是如何被解读和储存的,以及意识是如何产生的。

人造器官的问世,有望解决人体器官捐献者太少的难题。如果人造器官可以真正代替人体器官正常工作,那么科学家可以建成很多"人体零件工厂",大量生产人体内的各种"零件",这样,那些需要进行器官移植手术的患者就不会苦于"无米下锅"了。

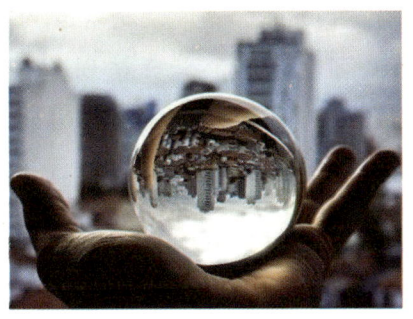

📚 知识链接

人造器官的未来发展

目前,最引人注目的是用生物工程的方法培育人造器官。科学家乐观地预料,不久以后,医生只要根据患者自己的需要,从患者身上取下细胞,植入预先由电脑设计而成的结构支架上,随着细胞的分裂和生长,长成的器官或组织就可以植入患者的体内。

试管婴儿的诞生

科普档案 ●**技术名称**:试管婴儿　●**首试成功者**:帕特里克·斯特普托和罗伯特·爱德华兹

> 试管婴儿的研究有着漫长的历史,早在20世纪40年代,科学家就开始在动物身上进行实验。1978年7月25日,在英国诞生了世界上第一个试管婴儿,这标志着人类在胚胎学上的重大进步。

1978年7月25日,在英国诞生了世界上第一个试管婴儿,这标志着人类在胚胎学上的重大进步。

试管婴儿的研究有着漫长的历史,早在20世纪40年代,科学家就开始在动物身上进行试验,1947年英国就出现了将兔卵回收转移到别的兔体内,借腹生下幼兔的试验。1959年,美籍华人生物学家张民觉把从兔子交配后回收的精子和卵子在体外受精结合,而且他还将受精卵移植到别的兔子的输卵管内,借腹怀胎,生出正常的幼兔。这个实验为后来的体外受精和试管婴儿研究打下了良好的基础。

1960年,英国医生爱德华开始在爱丁堡大学实验室里做老鼠胚胎移植试验,后来他又致力于卵细胞的成熟和受精方面的研究。在高等灵长类动物中,爱德华博士对25只猴子做过胚胎移植。

有一天,来了一对不能生育的夫妇,这就是布朗夫妇,布朗太太因输卵管阻塞,婚后十几年无孩子。1976年布朗太太又做了双侧输卵管切除术,从此与生育无缘。爱德华十分同情他们,盘算着如何把人的胚胎移植到子宫里去,使这对夫妇能有自己的孩子。

为了慎重起见,爱德华博士在牛、羊、老鼠、猴子的身上做试验,发现各种不同的卵细胞都可以自发地完成成熟过程,只是时间不同。他还发现所有动物的卵细胞在培养液中成熟过程与在卵巢中自然成熟过程是一样的。

这对于进行人的胚胎移植过程有其重要的意义。因为人的卵细胞也是这样成熟的，说明人卵细胞可以在体外——试管中受精。

实验就这样开始了，爱德华将精子放入培养成熟的卵细胞中，但是一次接一次地失败了。爱德华几乎绝望了。就是在这忧虑之时，爱德华从一位妇产科医生手中接过了从病人身上切除下来的卵巢组织，并且培养了12个成熟的卵细胞，在培养液中加入了精液，留下了3个卵细胞做对照用。显微镜观察发现，正好一个精子穿过一个卵细胞，当时爱德华简直不敢相信，奇迹终于发生了，人卵体外受精成功了。爱德华把摄下的显微照片及论文发表后引起了英国社会各方面的关注。报刊上登出了醒目的标题："试管中创造出来的生命"，使人惊讶不已。

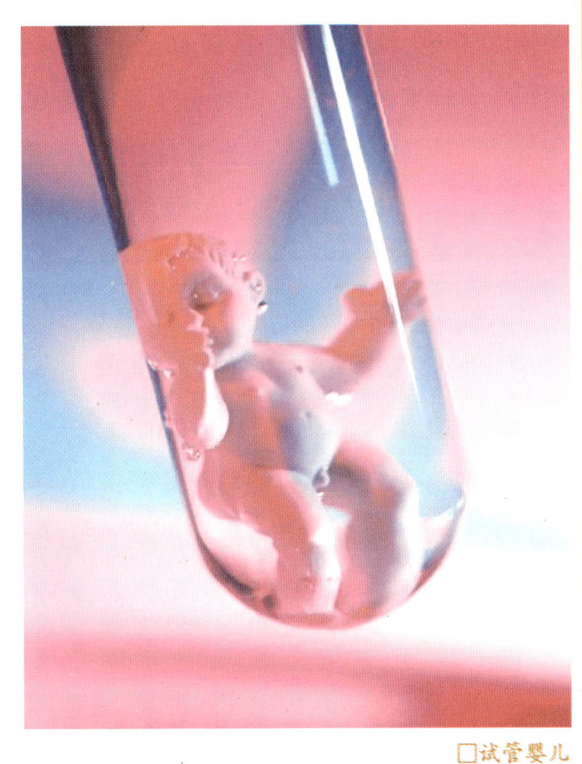
□试管婴儿

受精后的细胞在爱德华博士的精心培养下，1个分成2个、2个分成4个……看到这些分裂着的细胞，爱德华高兴极了，他说："从来没有像看到生命开始这样激动人心的事了。"受精卵发育到胚胎时，是移植到母亲子宫前的最后生长阶段。当一切准备妥当，爱德华博士决定对布朗夫妇进行一次史无前例的手术。他从布朗夫人的卵巢中取出卵细胞，在实验中用布朗先生的精子进行体外受精。受精卵在培养液中培养到胚胎时，移植到布朗夫人的子宫中。

1978年7月25日夜11点47分，布朗夫人生下了活泼可爱的小女孩——路易丝·布朗。

当小布朗与母亲出院时，许多好奇的人特意赶来，像看小动物一样围在他们身边,探头探脑,窃窃私语。甚至连某些科学家也担心,这个小孩正常吗?实验室的处理是否会留下可怕的遗传缺陷?令人欣慰的是,在大家的担心中,小布朗健康地成长着。2006年夏天,路易丝通过自然怀孕的方式,成功怀上了身孕。2007年年初,路易丝在英国一家医院中顺利产下了一名健康的男婴。

试管婴儿诞生的历史十分短暂,但已显示出了强大的生命力。自1978年以来,全世界问世的试管婴儿已超过100万人。试管婴儿的诞生被誉为医学史上继心脏移植成功后的又一个奇迹。其意义不仅在于解决了不孕症的生育问题,更重要的是它与细胞和基因工程相结合会大大促进遗传学和优生学的发展,对人类的进化产生更深远的影响。

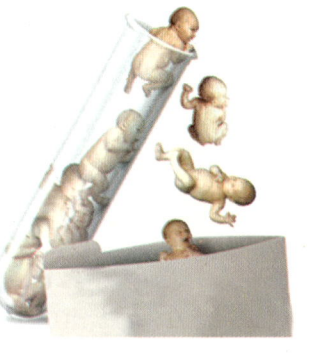

知识链接

试管婴儿的未来

培育试管婴儿不仅给传统伦理学带来冲击,而且还存在潜在的社会问题。譬如,由一人提供的多个精子所生育的子女之间的血缘关系及这些子女之间能否出现"近亲婚配"的问题;再如,借腹怀胎带来许多纠缠不清的官司,向法学界提出了新的课题。

人体学科猜想

□奥妙无穷的人体秘密

第 3 章

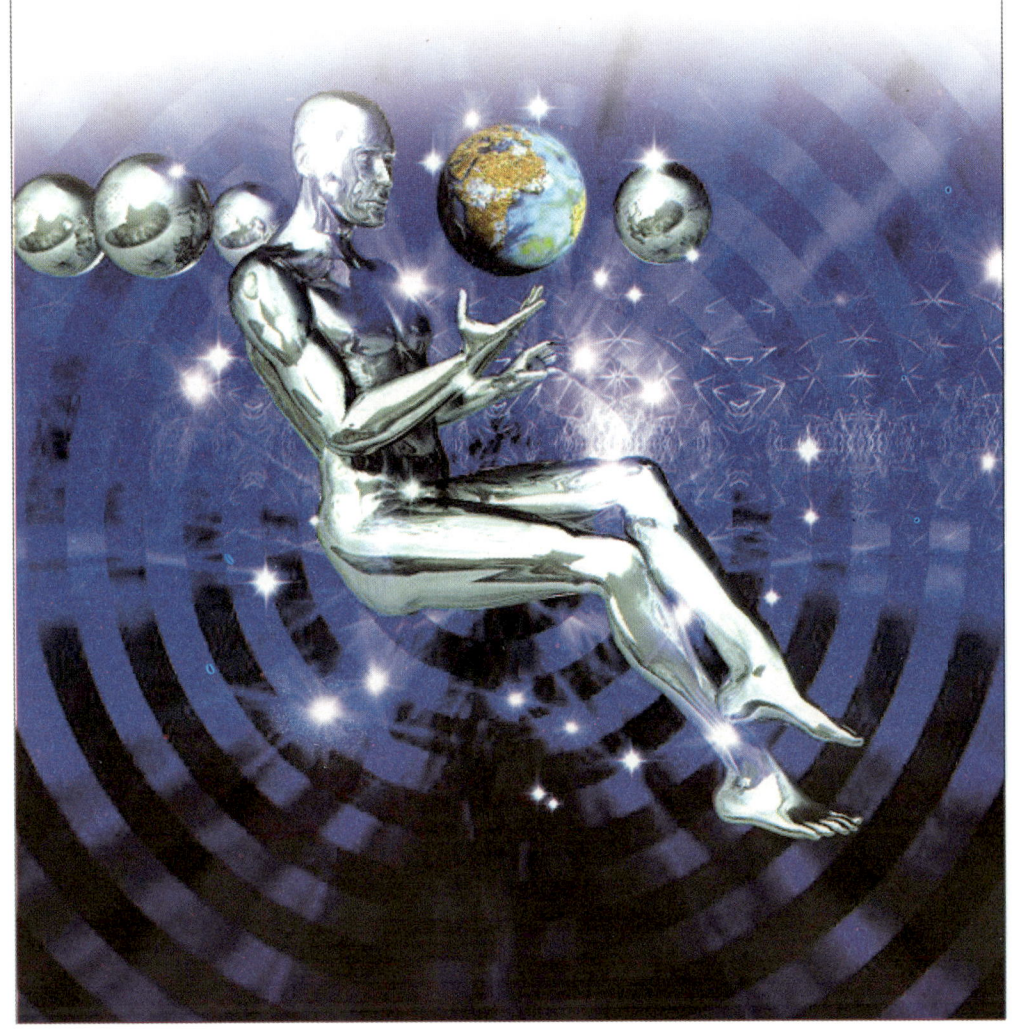

人类体能极限

科普档案 ●**名称**:体能 ●**定义**:人类身体素质水平的总称,即人在运动中体力发挥的最大程度。

近百年以来,人们都寄希望于通过田径运动不断挖掘人的体能极限。从生物学角度来看,人体运动能力受机体的身体形态、生理机能和运动素质所制约,其运动能力必然是有极限的。

人类体能的极限在哪里?近百年以来,人们都寄希望于通过田径运动不断挖掘人的体能极限。从生物学角度来看,人体运动能力受肌体的身体形态、生理机能和运动素质所制约,其运动能力必然是有极限的。每次国际性田径大赛中,男子100米纪录之所以格外引人注目,因为它标志着人的体能速度方面所能达到的极限。

生物化学家认为,人体内的能量供应系统分为几种不同方式,当人们从事不同运动项目的时候,人体会根据运动方式、强度、持续时间等因素以不同方式供应能量。在百米赛跑这样的高速运动项目中,身体肌肉需要不断地收缩、舒张从而驱动运动员持续加速前进。在这一过程中,三磷腺苷是肌肉运动的直接能量来源,但遗憾的是,体内现成可用的三磷腺苷非常之少,只够肌肉运动1~3秒,随后机体会利用体内的磷酸肌酸启动应急合成过程,继续为肌肉运动提供三磷腺苷,但这也只能支撑5~8秒的时间。接下来

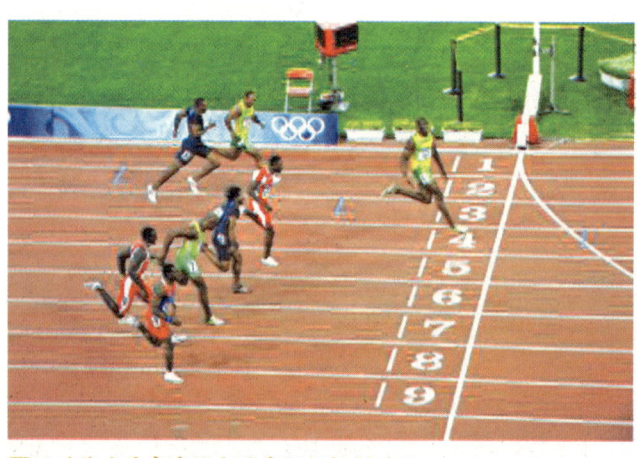

□ 运动能力是高度综合的多指标控制系统

人体就要启动糖酵解系统参与供能,此时人类的奔跑速度会相应下降。

根据三磷酸腺苷的合成与释放速度,体育界有很长一段时间一直把10秒看作人类百米项目的运动极限。1968年墨西哥奥运会上,美国运动员海因斯在100米决赛中首次突破10秒大关,以9.95秒的成绩创造了新的世界纪录,同时也宣告这一极限被攻克。

20世纪70年代,美国生物机械学家阿里尔曾经利用人体工程学的方法来预测百米赛跑的极限速度,他认为肢体超过某个临界速度时,可能会导致骨头断裂和关节软组织脱离。这个临界点是9.64秒。根据人身体对抗空气的阻力、体重对地面作用后的反作用力等因素计算,当人类的百米纪录超过这一极限,肌肉就有断裂的危险。然而,在2008年召开的北京奥运会上,虽然博尔特并未突破阿里尔博士预测的极限速度,但他的状态清楚地表明9.69秒这个世界纪录对他而言并不在话下,博尔特在冲刺前的减速显然也并非出于担心肌肉断裂和软组织脱离。

随着体育科学的研究深入,人们意识到运动能力是一个由身体形态、生理机能、运动素质、心理素质、运动智能、运动技术等各级子系统有机结合的高度综合的多指标控制系统。对这样的系统进行预测,涉及了大量已知和未知的因素。根据上述的一大堆数理模型和计算公式,科学家纷纷对运动极限做出了自己的预测。

德国蒂尔贝格大学的运动极限领域专家安马尔通过运算,预测男子百米世界纪录最多还能缩短0.5秒。现在的世界纪录保持者博尔特能跑9.72秒,却可能永远无法达到9.20秒。然而,英国牛津大学的安泰特姆也做了个统计学的分析,他预测2156年男子能跑到8.098秒,而女子的百米速度将超过男性,最好成绩能达到8.079秒。

2007年,法国生物医学和流行病学研究所通过对1896年第一届现代奥运会以来的3260项世界纪录和多个体育运动项目做了分析。据科学家们测算,19世纪的体育运动员在比赛时只使用了75%的体能,现代运动员在比赛中为了发挥出色,这个比例则上升到99%。也就是说,人类已经将体能发挥到极限了,科学家们通过测算出具体的时间——2060年。也就是说,到那时体育领域内将不会产生新的世界纪录。而当前人类创造的一些纪录有可能永远不会被打破,如由美国女子短跑运动员格里菲斯·乔伊纳创造的 100 米 10.49 秒和 200 米 21.34 秒的两项世界纪录至今无人能够超越。

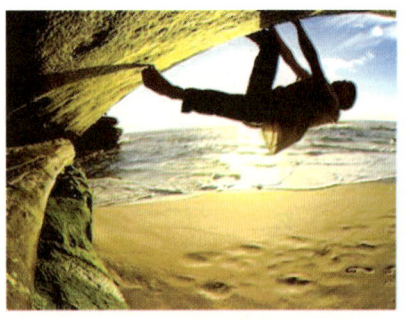

知识链接

极限运动

在人类体能遭遇极限的情形下,新兴的极限运动却悄然兴起。冲浪、滑雪板等运动项目开始流行,滑板、直排轮滑、特技单车也成为极限运动会的主题。创新的科技和选手的努力给极限运动带来前所未有的发展机遇,也开辟了一片新的运动场。

未来人的模样

科普档案　●**学科猜想**：未来人的模样　●**说法**：吸食藻类的古怪动物、恐龙人、青蛙人等

人类学家曾经认为20万年前现代人出现之后，人类进化就定型了。但近年遗传学家却通过对东非一些部族的研究获得惊人发现——直到最近3000年，人类仍在进化。那么，未来的人将是什么样子呢？

根据公认的正式年表，人类进化经过了4个阶段：南方古猿、能人、直立人和智人。那么，人类现在是否还在进化呢？

从文艺复兴时期起，艺术家就赞美人体是世上最精妙的造化。然而尽管已经过长期的进化，人体其实并不完美。比如，直立行走使人类较容易患上脊柱和膝关节疾病，肝脏和心脏总是不能承受饮酒和肉食的健康代价，而呼吸道和消化道交叉又使人吃东西时不小心会被噎死。在预见危险、夜视能力和再生能力等方面，人都不如很多动物。

人类学家曾经认为20万年前现代人出现之后，人类进化就定型了。但近年遗传学家却通过对东非一些部族的研究获得惊人发现——直到最近3000年，人类仍在进化。那么，未来的人将是什么样子呢？

英国古生物与古人类学家多格尔·狄克森在他的《人类之后》一书中描述的是这样一副未来人的尊容："浑身呈鳞茎状的、布满红色脉管的动物"，有着一双"有力的爪子"，能够"展开蘑菇似的鳍状器官，吸收太阳的热量"。为了获取营养，就"用1支从腹部延伸出来的大脉管，吸取湖中的蓝绿色的藻类"。然而他有一张"人类的脸"。这位科学家肯定地说："这种古怪的动物就是我们的后裔——50万年后的人类。"

加拿大的人类学家从进化角度推论，人类的智力水平越来越高，科技的发达则使肢体萎缩，于是他们认为，未来人将是"恐龙人"，模样是大脑

袋、大眼睛,四肢则细长纤小。

几位美国老年学家认为:现代人的很多疾病都与靠两条腿走路有关,膝盖骨是骨骼的一部分,常因摔倒或被撞击而受损。为了减少损伤,未来人得改变膝关节的结构,到那时,人类的膝盖不仅可以朝前弯,还可以向后弯。为了保持因年岁增长而自然变弱的听力,未来人的耳郭将扩大,而且能像有的动物一样,朝声源方向转动。经过如此这般改造后,人可以活到200岁左右。这几位美国老年学家断言,就凭遗传学、医学和生物学现在发展的速度,若干年后要使人体结构产生这些变化是有可能的。

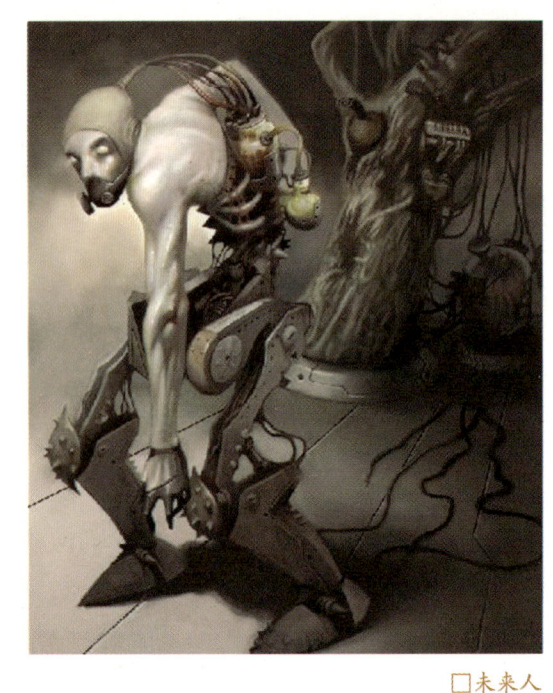
▢未来人

一位俄罗斯解剖学家认为,未来人为了更好地保护腹腔,还得增加几根肋骨;骨头变得粗大,皮下脂肪层更加厚实,这可以防止摔倒时骨折;为防止血液因停滞过久而腐败,静脉里得添置一些专门的瓣膜;韧带变粗,可防止脱臼和扭伤。由于身高缩减和身子往前倾,摔倒的概率就少得多,脊柱缩短后,骨盆同颅骨的距离拉近,肩胛骨几乎就在髋关节上。这样一来,人从外形看很像一只大青蛙。

英国伦敦大学达尔文研究中心的柯里博士认为:由于食品、教育和居住环境的改善,加上遗传工程、整形手术和性选择等条件的刺激,1000年后,男性平均身高1.85~2.15米,人类平均寿命达到120岁。由于不同肤色人种互相结合,3000年人类都将"融合"成咖啡色皮肤。而1万年后,由于过分依赖技术和医学,人类进化将走下坡路。加工食品的盛行,导致人类的咀嚼功能弱化,每个人都是一副娃娃脸;更为尖端的科学技术将使人类更少依靠他人,本能地避开交往,变得自私和以自我为中心。基因将越来越相似,外表和思想都同质化。人甚至将有一些家畜的特征：体弱、低能、贪吃、娇纵和幼稚。最惊人的是10万年以后的推测：人类将分化成两个不同亚种，一支更高、更瘦、更健康、更具创造力；另一支更矮、更结实，相对愚钝。至于100万年后，想必人类已向其他太阳系的行星移民。由于重力、时间、气候和生态系统还是各不相同，而且相距遥远，这将构成典型的物种形成条件。居住在体积大、运转慢、阴暗寒冷的行星上的人将进化成类似现在的因纽特人，矮壮、代谢慢、生理节律长、皮肤苍白。居住在小而快的温暖行星上的人则可能像传说中的努比亚人，瘦高而肤黑。也许那里的人种要按天体称为仙女座人或猎户座人。

我们承认人类的外形将有所变化，但相信这种变化微小，不可能变得"面目全非"。掌握了自己命运的万物之灵的人类，是绝不允许倒退的，也绝不会允许自己长成一副似人非人、似鸟非鸟的丑八怪。总之，未来人类一定会生活得更好，一定会通过必要的劳动和运动，使自身变得更加健美、体型更加匀称、精神更加饱满！

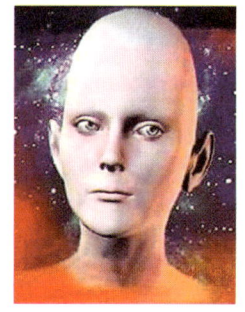

知识链接

人体结构的总趋势

人类有一个光辉的过去，也将有一个更加光明的未来。人类的智慧和理智将不断地克服各种困难，人类将不断地改造自身，克服自己的弱点，使自己与大自然保持和谐与协调。这样看来，人体结构的总趋势势必会朝着越来越完善、越来越好的方向发展。

记忆移植

科普档案 ●学科猜想：记忆移植　●实验：改变老鼠天性，白痴与天才换位，人脑的芯片记忆移植尝试等

> 所谓"记忆移植"就是把一个有记忆能力生命体脑中的记忆转移到另一个生命体的脑中，这听起来很不可思议，但是有科学家曾经做过很多试验来表明这是可行的。

记忆，是一种奇异的生命现象。随着研究的不断深入，近几十年来，记忆究竟能不能够移植，成了科学家关注的焦点。

所谓"记忆移植"就是把一个有记忆能力生命体脑中的记忆转移到另一个生命体的脑中，这听起来很不可思议，但是有科学家曾经做过很多试验来表明这是可行的。

20世纪60年代到70年代，美国密执安大学的麦康纳尔和德国马田教授分别在蜜蜂身上实现了记忆移植。他们的做法是：选择两只健壮的蜜蜂，对其中一只进行专门训练，每天让它在一个固定时刻从蜂房飞到另一个指定地方寻找一碗糖蜜，时间久了，这只蜜蜂养成了定时飞行的习惯。接着，将它杀死，把脑神经中浸出物移植到另一只未经训练的蜜蜂的脑神经细胞中。结果，后者也像前者那样，会做定期飞行。由此可以证明，前只蜜蜂的记忆被移植到了后者的脑中，移植记忆的试验成功了。

昆虫的记忆移植研究，只是记忆移植领域的第一课，后来的记忆移植研究，逐渐向哺乳动物的情绪记忆移植方向发展。

我们都知道，胆小的老鼠喜欢在黑暗中行动，可是在1994年5月，英国科学家沃克却改变了老鼠的这个习惯。沃克先是通过多次强烈刺激，改变本来"喜暗怕亮"的老鼠的情绪记忆，而建立相反的"喜亮怕暗"情绪。然后，他把这种记载特殊情绪的脑内记忆物质移植到普通的老鼠脑内。具体

移植方法是：把具有特殊情绪记忆的脑汁抽取之后，再注入普通的老鼠脑中。这种把"源大脑"的某种记忆部分，直接抽注到"目标大脑"的方法，称作"脑汁抽注法"。"脑汁抽注"后，普通的老鼠竟也变得"喜亮怕暗"了。

还有一种更为直接的记忆移植方法，那就是"记忆切割移植"。第一次"记忆切割移植"，是由美国加利福尼亚大学的动物神经研究所进行的。这次试验用"记忆切割移植"法将两只牧羊犬互换大脑，测定"换脑术"后的牧羊犬的记忆情况。其中一条牧羊犬，绰号为"天才"。它从小经过严格训练，能够记住并执行主人的近百个口令，明晓主人各种手势的意义。另一条牧羊犬，绰号"白痴"。"白痴"是"天才"的"亲弟弟"，"白痴"从出生开始，就被研究人员关进了一个单独的狗圈。为尽量使"白痴"的大脑记忆成为一片空白，研究者不让它与任何人接触，更别提对它进行各种训练了。

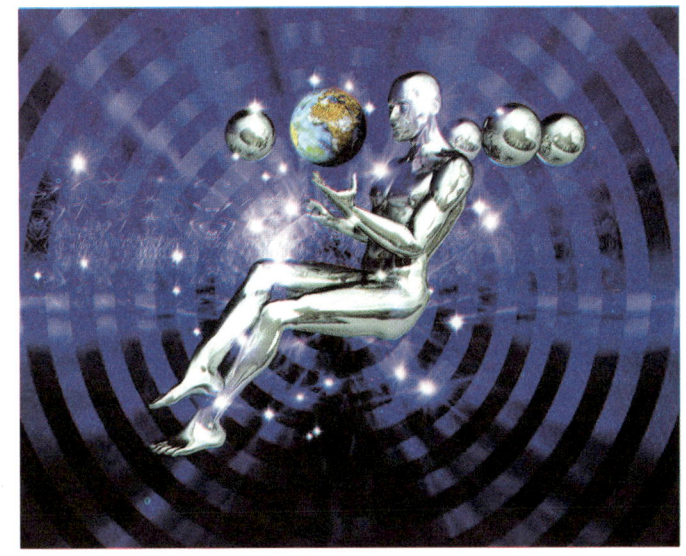
□记忆移植

手术完毕，"天才"与"白痴"苏醒后，科学家们期望的奇迹出现了。"白痴"一眼便在人群中找到了主人，并即刻跳跃着迎上去。主人发出了一系列口令与手势，"白痴"均能会意而动。而"天才"竟然对主人视而不见，对他的任何口令与手语，没有一点反应。不幸的是，仅仅过了一个多月的时间，两只狗就相继死去。病理解剖表明，它们死于一种至今原因不明的脑病。

科学家们进行了各种各样动物的记忆移植试验，最终目的还是想为人类进行记忆移植。

1999年2月，美国亚拉巴马大学心理科技研究中心进行了一项记忆移植手术，为损伤了大脑平衡器的中学生凯利植入"复制的运动员运动记忆芯片"。

　　美国业余体操运动员西尼尔，自愿为凯利输出记忆。西尼尔获得过全美大学生体操赛冠军，平衡能力强，并具有出色的动作记忆能力，大量的体操动作过目不忘。被输入记忆的凯利，也爱好运动，车祸后，他的大脑缺少了平衡能力，常常站立不稳，走路时身体摇摇晃晃。

　　移植手术做得非常成功，在凯利的神智与体力恢复正常后，能做出优美的伸腰、踢腿、跑跳、空翻等体操动作。几天后，记忆衰减，一星期后，他觉得自己已经不会任何体操动作了；而最终取出芯片以后，凯利又同以前一模一样了。

　　专家们预计在21世纪"人造脑"将可问世。那时，就可以用生物晶片拷贝一个人大脑所储存的全部记忆信息，再将载有这全部信息的生物晶片植入另一个人的大脑中。如果将来某一天，我们可以随意删除、储存记忆，甚至能将科学伟人的记忆有选择地移植于后人，将会是怎样一番情景呢？

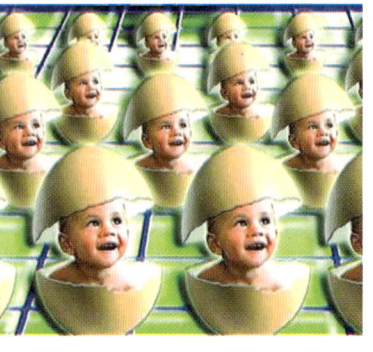

知识链接

克隆人

　　有科学家指出，未来人类的死亡是以记忆或意识为依据的。一个人如果想要在寿命终结时继续生存下去，可以先复制一个自己的克隆人，然后，再把自己的记忆等移植到克隆人的大脑中去，达到长生不死的目的。当然，这就涉及克隆的伦理和法律问题，是个需要人类慎重对待的重大问题了。

发酵工程与人造肉

科普档案 ●名称：人造肉　　　●影响及意义：可造成细胞变异，解决食品危机

近年来，国内外市场上出现一种引人注目的新食品，它们的样子很像鸡肉、鸭肉、鱼肉或猪肉，但却不是通过饲养畜禽而获得的制品，而是利用现代发酵工程技术手段制成的，有人称它为"人造肉"。

近年来，国内外市场上出现了一种引人注目的新食品，它们的样子很像鸡肉、鸭肉、鱼肉或猪肉，但却不是通过饲养畜禽而获得的制品，也不是耕种收获的五谷杂粮，而是利用现代发酵工程技术手段制成的，有人称它为"人造肉"。

现代发酵工程就是利用微生物的许多特殊本领，通过现代的工程技术手段来生产人类有用的物质，或者把微生物直接运用于工业生产的一类技术。它是以培养微生物发酵为主的，因此又叫微生物工程。

我们知道，蛋白质是生命活动的基础，一切有生命的地方就有蛋白质，微生物当然也不例外。不过到目前为止，能够担当生产微生物蛋白和菌种的还不多，主要是一些不会引起疾病的细菌、酵母和微型藻类。这些生物的结构非常简单，一个个体就是一个细胞，用发酵法生产这些单细胞微生物，就可以得到大量的单细胞蛋白质。

在生产单细胞蛋白质的工厂里，人们为微生物安排了最适宜的"居住"环境，这就是一个个大小不等的发酵罐，罐里存放着适合不同种类微生物"胃口"的食料，保证它们在这里能吃饱喝足，迅速繁殖。当发酵罐里的微生物繁殖到足够数量时，便可收集起来加工利用了。

用发酵工程生产单细胞蛋白质，繁殖速度快。如一头体重500千克的牛，每天只能合成0.5千克蛋白质，而500千克的活菌体，只要条件合适，在

24小时内能够生产1250千克蛋白质。生产单细胞蛋白质的原料十分丰富,农作物的秸秆,加工业的大量废水、废渣,以及石油产品、甲醇,都可用来发酵生产单细胞蛋白。

单细胞蛋白具有很高的营养价值。它的蛋白质含量高,可达细胞干重的70%,比一般植物高4~6倍;而且单细胞蛋白质里氨基酸的种类比较齐全,有几种在一般粮食里缺少的氨基酸,在单细胞蛋白中却大量存在。另外,还含有多种维生素,这也是一般食物所不及的。正是由于单细胞蛋白具有这些突出的优点,现在人们用它加上相应的调味品做成鸡肉、鱼肉、猪肉的代用品,不仅外形相像,而且味道鲜美,营养也不亚于天然的鱼肉制品;用它调拌在饼干、饮料、奶制品中,则能提高这些传统食品的营养价值。在畜禽的饲料中,只要添加3%~10%的单细胞蛋白,便能大大提高饲料的营养价值和利用率。用来喂猪可增加瘦肉率,用来养鸡能多产蛋,用来饲养奶牛还可提高产奶量。

随着世界人口的不断增长,粮食和饲料不足的情况日益严重。面对这一严峻的现实,开发利用单细胞蛋白已成为增产粮食的新途径。若以蛋白质含量计算,1千克单细胞蛋白相当于1~1.5千克的大豆。建立一座5个100吨发酵罐的工厂,可以年产5000吨单细胞蛋白,相当于5万亩耕地大豆的产量。单细胞蛋白的生产向人们展示了美好的前景,在现代科学技术培育下,也许用不了多久,用单细胞蛋白制成的饭菜,就会出现在你家的餐桌上。

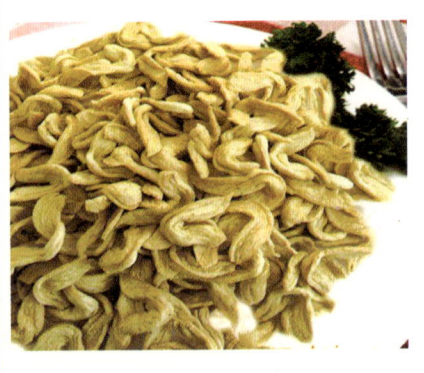

知识链接

人造肉

美国和荷兰的科学家们正在研究用细胞培养的方式制造肉类。他们首先抽取动物身上的肌肉母细胞,然后将其放在培养液中生长,接着放入生物反应器当中,培育出动物肌肉纤维。科学家认为,这种"人造肉"既可从根本上杜绝疯牛病、口蹄疫等病毒感染,又可控制过量营养的吸收,减少饲养家禽带来的污染。

克隆技术引发的争议

科普档案 ●**名称**：克隆 ●**前景**：保存和传播物种资源，生产转基因动物，生产人胚胎干细胞

克隆是指生物体通过体细胞进行的无性繁殖，以及由无性繁殖形成的基因型完全相同的后代个体组成的种群。通常是利用生物技术由无性生殖产生与原个体有完全相同基因组织后代的过程。

"克隆"是从英文音译而来的，是无性繁殖的意思。"克隆"这个词听上去并不陌生，在我们的日常生活中也会经常用到它。比如，每当春暖花开时，有人喜欢进行植物扦插的试验。从一棵植株上剪下的枝条，通过扦插而形成许多遗传物质的组成完全相同的植株就是克隆。有一种样子像苹果，但滋味像梨的水果——梨苹果就是采用树嫁接培育而成的。嫁接形成的产

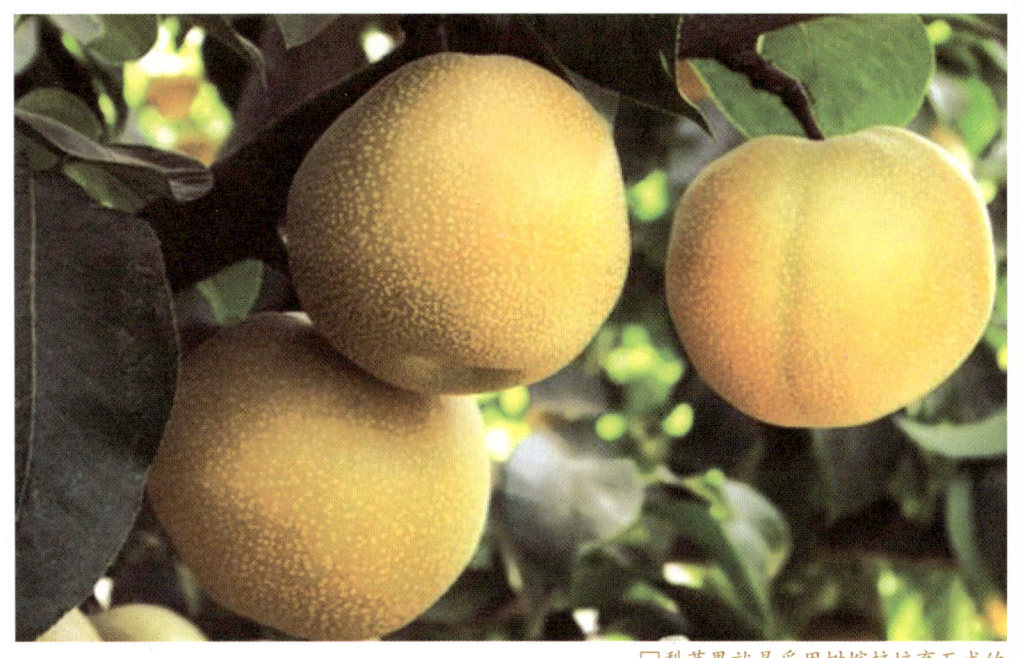

□梨苹果就是采用树嫁接培育而成的

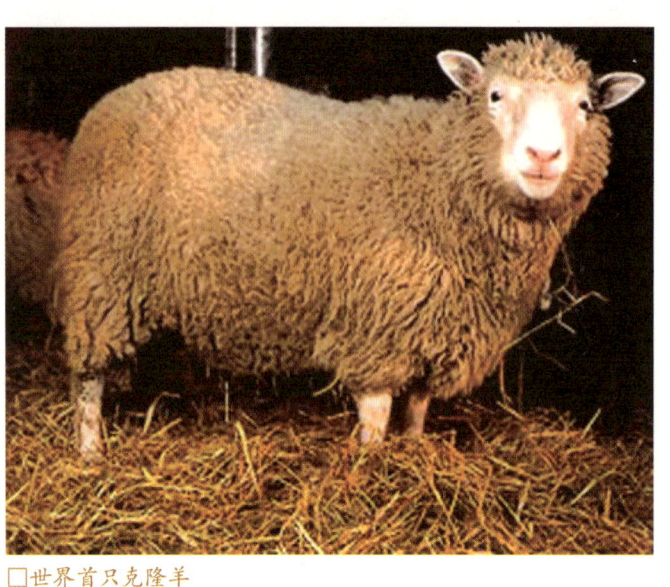
▷世界首只克隆羊

物也是克隆；还有将马铃薯等植物的块茎切成许多小块进行繁殖，由此长出的后代还是克隆。

对于高等动物来讲，由于在自然条件下它们一般不能进行无性繁殖，所以要进行无性繁殖，操作过程就比植物复杂得多。首先要用外科手术除去受精卵的细胞核，或用辐射等手段使受精卵内的细胞核失去活性，然后再用注射器将另一个个体的细胞核转换到已去除细胞核的受精卵中。在20世纪50年代有人第一次成功地用无性繁殖的方法培养出一种两栖动物——非洲爪蟾，以后又有人培育出了"克隆蛙"。1997年2月24日，英国《泰晤士报》披露了一条惊世骇俗的消息：世界上第一只通过无性繁殖的"复制羊"，7个月前就已经诞生了。这一生物工程学上的巨大突破使全世界对克隆技术感到震惊。之后，美国、瑞士等国开始利用克隆技术培植人体皮肤进行植皮手术。有一位美国妇女在一次煤气炉意外爆炸中受伤，75%的身体被严重烧伤。送入医院后，医生从她的身上取下一小块未损坏的皮肤，然后送到波士顿一家生化科技公司。30天后，公司利用先进的克隆技术为她培植出了一大块健康的皮肤，使那位妇女迅速地痊愈了。这一成功避免了异体植皮可能出现的排异现象，大大地激励了从事这方面研究的科学家。他们预言，在不久的将来，他们还将会"造"出人的耳朵、软骨、肝脏，甚至心脏、动脉等组织和器官，供医院临床使用。

克隆技术还可用来大量地繁殖许多有价值的基因。科学家们为了让细菌等微生物"出产"名贵的药品，分别将一些相应的人体基因转移到不同的微生物细胞中,再设法使这些微生物细胞大量地繁殖。与此同时,人体基因数目也随着微生物的繁殖而增加。这个过程被称为基因克隆或DNA克隆。在人体基因被大量"克隆"时,微生物大量"生产"出人们所需要的名贵药品。

克隆技术虽然是一项非常重要的生物技术,但世界上也有许多人对克隆技术的出现而忧心忡忡。人们担心,随着当今克隆技术的进一步发展,很有可能使一些失去理智的人利用基因工程制造出一批批遗传基因相同的一模一样的克隆人,使科幻作品中描写的复制人类的时代有可能会提前到来,而这个世界上如果真的出现了克隆人,人类都按自己的意愿随意造人,那么未来世界不知会变成什么模样。正是由于这个原因,世界上包括美国、法国、德国、英国、丹麦、比利时、加拿大、埃及及中国在内的许多国家的政府及有关权威机构、欧洲联盟、世界卫生组织等都明确表示,坚决禁止进行人体克隆试验。因为一旦将克隆技术用于人,这有可能给社会的法律、文化、伦理、道德、宗教等各个领域造成无法估量的混乱;特别是它违背了人类的伦理道德,有损于人类的尊严,也有悖于人类的自然生长规律,对人类

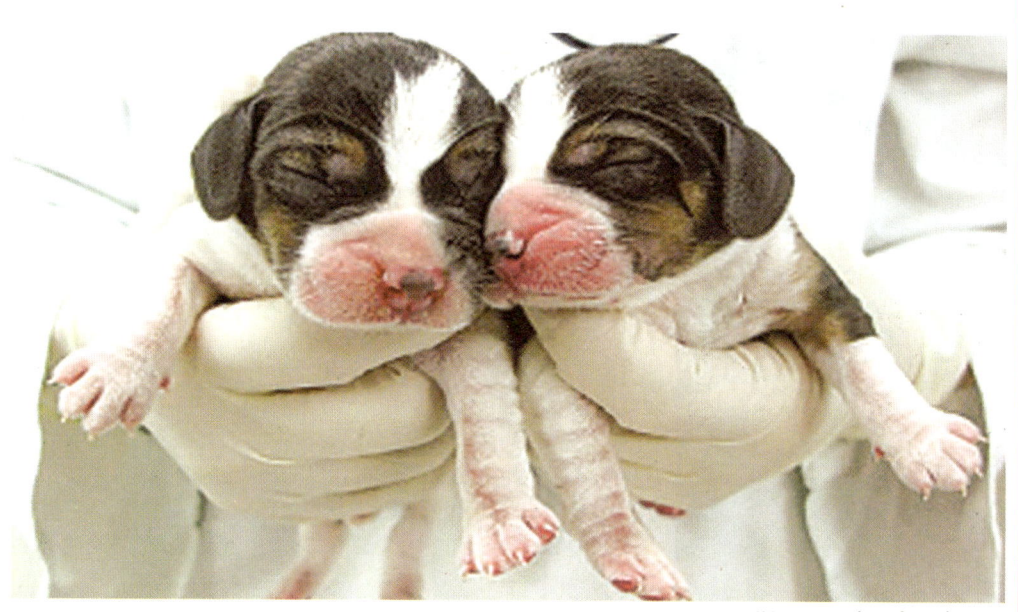
□用干细胞培育的克隆狗

的遗传基因将产生严重的影响。

但是,人们应该把克隆技术和用克隆技术复制人区分开来,克隆技术不等于克隆人。世界卫生组织也强调,禁止"复制"人并不能意味着禁止研究和利用克隆技术,因为克隆技术能够为人类造福,关键在于建立一定的法规,既有效地禁止用人做克隆试验,又最大限度地利用克隆技术造福于人类。

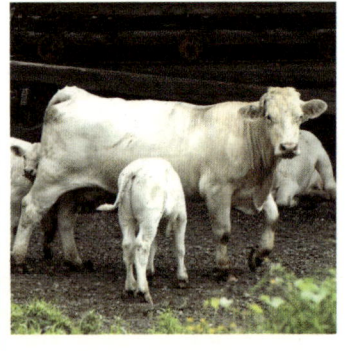

知识链接

克隆技术的益处

就目前所知,克隆技术至少可以在五个方面为人类造福:第一它可以促进人类了解生物生长发育的机理,特别是了解对生长和衰老产生影响的因素;第二它可以为人类的移植技术提供合适的器官;第三它可以大批量生产制造某些药物的生物原料;第四它可以为科学实验提供更适合的动物;第五它可以培育优良的畜禽品种。